Docteur R. ARMBRUSTER

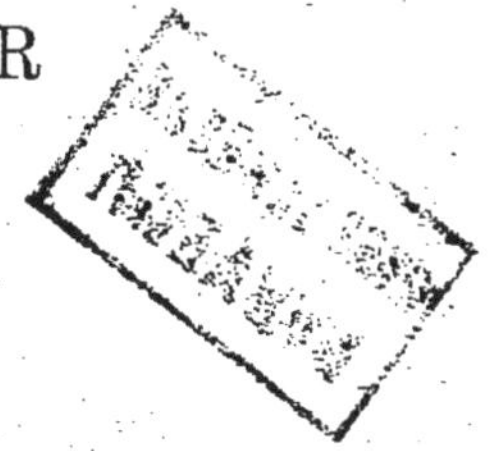

LE DIPLOSCOPE

ET LA

CORRECTION DES ANISOMÉTROPIES ET DU STRABISME

(APPLICATIONS MÉDICO-LÉGALES)

PARIS
GIROUX, ÉDITEUR
19, rue de l'Odéon, 19

1909

LE DIPLOSCOPE

ET LA CORRECTION DES ANISOMÉTROPIES ET DU STRABISME

Docteur R. ARMBRUSTER

LE DIPLOSCOPE ET LA CORRECTION DES ANISOMÉTROPIES ET DU STRABISME

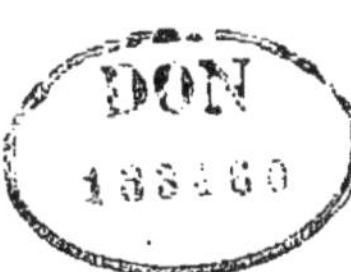

(APPLICATIONS MÉDICO-LÉGALES)

PARIS
GIROUX, ÉDITEUR
19, rue de l'Odéon, 19

1909

INTRODUCTION

Le Dr Rémy a créé un dispositif optique auquel il a donné le nom de Diploscope qui constitue le meilleur appareil ayant pour but la démonstration du mode de vision binoculaire et le traitement des altérations que peut subir cette vision.

Le Diploscope a déjà donné lieu, de la part du Dr Rémy principalement et d'autres auteurs, Vallet, Bourdeaux, Onfray, Délogé, à des travaux importants.

Nous avons pensé néanmoins qu'il pourrait être utile de rassembler dans un traité spécial toutes les connaissances indispensables pour comprendre le mécanisme de la vision dans cet appareil, ainsi que la marche à suivre au cours de ses diverses applications.

La première partie est consacrée à l'étude de la vision binoculaire; la deuxième, à l'analyse des différents modes de vision dans le Diploscope; la troisième, au traitement orthoptique des troubles de la vision binoculaire dans l'anisométropie et à la correction du strabisme.

Enfin, l'emploi du Diploscope dans les expertises médico-légales pour dépister les simulations fait le sujet d'un dernier chapitre.

PREMIÈRE PARTIE

CHAPITRE Ier

I. — Diploscope et Vision binoculaire.

Le diploscope peut être utilisé pour constater les troubles de la vision binoculaire, pour remédier à ces troubles lorsqu'ils existent sans déviation apparente des yeux, pour corriger les déviations manifestes dont l'une des causes réside précisément dans l'absence de cette vision binoculaire.

Avant donc de décrire le diploscope et d'expliquer son fonctionnement, il nous paraît utile d'analyser rapidement le mécanisme de la vision normale.

II. — Vision normale.

La vision normale est la résultante de l'activité de deux systèmes de vision distincts mais fonctionnant ensemble, la vision simultanée et la vision binoculaire.

Chaque œil envisagé isolément possède un champ visuel qui lui est propre, mais comme normalement la vision se fait avec les deux yeux à la fois, une partie de ces champs de vision, la partie interne ou nasale, devient commune à l'un et l'autre œil et constitue un champ de vision binoculaire.

La fovea et toutes les parties de la rétine développées autour de la fovea sont *simultanément* impressionnées par les points lumineux se trouvant dans le champ visuel particulier à chaque œil; mais puisqu'une partie de ces champs visuels est commune à l'un et l'autre œil, il faut nécessairement que toutes les images se trouvant dans le champ visuel commun soient fusionnées au niveau des centres visuels.

Si ces images n'étaient pas fusionnées, elles donneraient lieu à des sensations doubles.

La vision normale résulte donc de la fusion de toutes les images perçues par les deux yeux dans le champ visuel commun auxquelles viennent s'ajouter toutes les images différentes pour chaque œil, produites par les objets qui sont situés seulement dans le champ visuel particulier.

Malgré la fusion des images perçues binoculairement, chaque œil conserve son individualité fonctionnelle et peut voir pour son propre compte séparément les images qu'il fusionne d'habitude avec celles de son congénère.

En effet, si un trouble vient à se produire dans les mouvements associés des yeux, une déviation paralytique par exemple, le fusionnement ne se fait plus, l'impression simultanée seule persiste et détermine dans le champ de vision dissocié le dédoublement de l'image.

Il y a diplopie.

III. — Mécanisme psycho-physiologique de la fusion.

Comment expliquer que les impressions perçues à la fois par les deux rétines au niveau et autour de la fovea dans le champ de vision binoculaire puissent être fusionnées ?

Pour Muller, certaines parties des deux rétines, la fovea et les parties environnantes sur une petite étendue, seraient reliées entre elles anatomiquement et perdraient par conséquent leur individualité propre.

Un système de connexions nerveuses superposerait, mélangerait au niveau des centres corticaux la double impression produite par un seul point lumineux, et il en résulterait une sensation unique.

S'il n'y a pas absolument identité anatomique dans le sens où l'entend Muller, il se peut qu'il y ait une identité physiologique grâce à laquelle le travail cérébral de fusion s'opère.

La vision binoculaire se traduirait en définitive par le fusionnement subjectif des impressions produites sur des points rétiniens anatomiquement ou physiologiquement identiques.

Cette explication n'est pas complète. Elle ne nous donne pas la raison pour laquelle nous pouvons localiser dans l'espace d'une façon très exacte le point d'origine de l'impression.

C'est grâce à cette faculté que nous pouvons d'ailleurs nous rendre compte de la place réelle des objets autour de nous.

Cette localisation résulte de la concordance de l'axe d'impression et de l'axe de projection.

L'axe d'impression est la ligne qui, partant du point lumineux, passe par le centre optique et se termine sur la rétine.

L'axe de projection est la ligne qui, partant de l'image formée sur la rétine, passe par le centre optique et à l'extrémité de laquelle est localisé le point lumineux impressionnant.

Normalement, dans le champ de vision simultanée comme dans le champ de vision binoculaire, ces deux axes se confondent.

Lorsque deux axes d'impression partant d'un objet viennent se terminer sur deux points identiques des rétines, les deux images formées sont extériorisées au même endroit.

Si un trouble quelconque vient à se produire dans l'équilibre musculaire, si une déviation des axes optiques s'établit, les axes d'impression n'aboutissent plus en des points rétiniens identiques et le point d'origine de l'impression est extériorisé différemment par chaque œil.

Il y a fausse projection de l'image appartenant à l'œil dévié. En effet, sur cet œil l'image ne vient pas se faire au niveau de la fovea puisqu'il ne fixe pas.

Si les lois de la projection recevaient leur application, l'image rétinienne serait extériorisée à sa place exacte; mais comme d'habitude le centre cortical est impressionné par des images d'un œil bien dirigé et formées par conséquent au niveau de la fovea, il continue, malgré la déviation de l'œil, à élaborer les impressions comme si elles se faisaient encore au niveau de la fovea.

Or, l'image se trouve réellement à droite ou à gauche de la fovea qui devrait être impressionnée si l'œil n'était pas dévié.

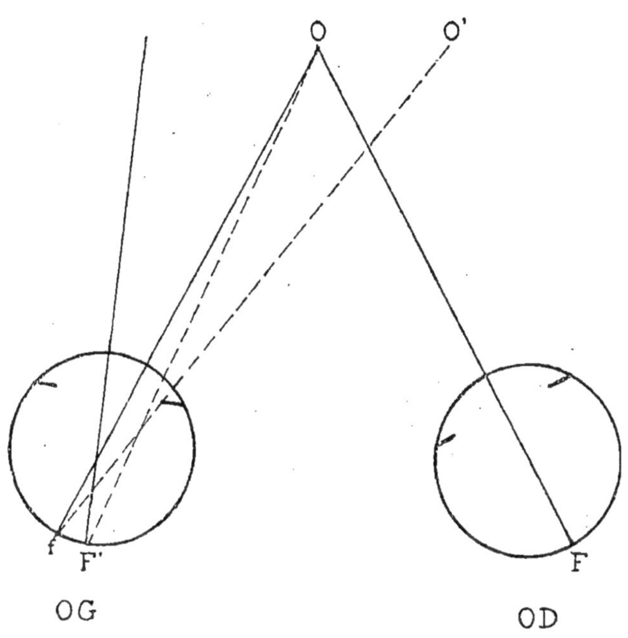

Fig. 1.

Dans OG la ligne OF′ représente la ligne d'impression de O si OG n'était pas dévié et suivant laquelle l'observateur croit fixer. L'image de O en f à gauche de F′ (fovea) se trouve donc projetée en O′ à droite de O parce que d'habitude les images formées à gauche de la fovea sont projetées à droite du point de fixation.

Cette image est donc projetée à gauche ou à droite de sa place réelle, car normalement les images formées à droite de la fovea sont extériorisées à gauche du point de fixation et les images formées à gauche sont extériorisées à droite (Nagel) (fig. 1).

Nous pouvons maintenant nous rendre compte pourquoi un point lumineux dans le champ de vision binoculaire, fixé par les deux yeux est vu simple, et se trouve extériorisé à sa place réelle; pourquoi au contraire il est vu en fausse projection par l'œil dévié; il nous reste à démontrer comment il se fait que toutes les impressions lumineuses soient fusionnées même lorsqu'elles proviennent de points situés en deçà ou au delà du point de fixation.

En effet, tout n'est pas sur le même plan dans la nature, la distance qui nous sépare des objets est variable. Chaque objet lui-même ne présente pas une surface plane.

Or c'est la possibilité de fusionner en même temps toutes les images dans toute l'étendue et tous les plans du champ de vision binoculaire qui nous permet d'apprécier la troisième dimension, la profondeur et, par conséquent, d'éprouver la sensation du relief.

IV. — La sensation du relief.

Par quel mécanisme pouvons-nous arriver à fusionner les impressions doubles dans tous les plans du champ de vision binoculaire ?

L'expérience suivante, indiquée par Parinaud dans son Traité de la *Vision*, va nous montrer qu'il s'agit là d'un phénomène très complexe.

Enfonçons sur une règle et sur le même axe trois épingles équidistantes. Plaçons une des extrémités de cette règle à la racine du nez perpendiculairement à la ligne de base.

Fixons avec les deux yeux l'épingle du milieu. Avec un peu d'attention nous pourrons constater que chacune des deux autres épingles est vue double.

Il y a fausse projection par un mécanisme identique à celui que nous avons expliqué plus haut.

Dans cette expérience, les yeux ne fixent pas les épingles dans les positions extrêmes. En effet, ils convergent trop par rapport à l'épingle la plus éloignée, il y a fausse projection pour chaque œil; les images sont homonymes ou directes; ils divergent au contraire par rapport à l'épingle la plus rapprochée, il y a encore fausse projection et les images sont hétéronymes ou croisées, conformément aux lois de Desmarres.

Il semblerait donc qu'il doive en être de même pour tous les objets situés dans la nature plus loin ou plus près que celui qui est fixé. Chacun d'eux devrait être vu double.

En réalité les choses ne se passent pas ainsi.

Cette diplopie n'existe pas.

Pour expliquer cette contradiction, Wheatstone admet que l'appareil sensoriel a la propriété non seulement de fusionner toutes les images qui viennent se former sur des points identiques, mais aussi celles qui impressionnent les points rétiniens non identiques.

La fusion des images formées sur des points rétiniens non identiques détermine une modification dans la localisation de l'image résultante et c'est ainsi que nous pouvons avoir la sensation du relief.

Pour Parinaud, cette sensation s'expliquerait ainsi : « La localisation différente dans l'espace des images binoculaires, suivant qu'elles résultent de la fusion d'images rétiniennes identiques ou non identiques, est une conséquence de la propriété générale en vertu de laquelle nous localisons nos impressions binoculaires à l'entrecroisement des axes de projection principaux et secondaires, » et Parinaud en trouve la démonstration dans le mécanisme de la vision dans le stéréoscope.

Mais cette vision stéréoscopique est une vision binoculaire anormale. Parinaud en convient.

Cette vision nécessite d'abord un certain degré de divergence des axes optiques, condition qui ne se trouve réalisée dans la nature que lorsque les deux yeux sont en repos et quand l'accommodation est complètement relâchée.

De plus, la fusion dans le stéréoscope n'est pas obtenue par la superposition des deux images réelles de l'objet, mais à l'aide d'images extériorisées en projection fausse : « Elles ne correspondent à aucune réalité objective ». Elles sont projetées dans un point de l'espace qui ne correspond pas à la position réelle de l'objet.

Enfin il est une preuve que la vision stéréoscopique ne peut nous donner l'explication de la sensation du relief dans la vision binoculaire.

Certains sujets, en effet, ayant une vision binoculaire parfaite contrôlée par les exercices diploscopiques, ne peuvent avoir la sensation du relief au stéréoscope qu'après plusieurs tentatives, et réciproquement d'autres sujets ne peuvent fusionner au diploscope immédiatement, bien qu'ayant la vision stéréoscopique.

Comment pouvons-nous donc localiser exactement dans l'espace en les fusionnant, des points qui devraient être vus doubles lorsqu'ils sont en deçà ou au delà du point de fixation ?

Il semble que l'on peut en donner l'explication en dehors du pouvoir que nous aurions de fusionner les images qui se forment sur des points rétiniens non identiques et sans établir d'analogie avec la vision stéréoscopique qui n'est pas une vision normale.

Nous pensons que l'absence de diplopie et la sensation du relief résultent des mises au point très rapidement successives sur des points rétiniens identiques de tous les objets situés dans le champ de vision binoculaire, grâce au double mécanisme de l'accommodation et de la convergence. Les impressions successives ainsi apportées par les conducteurs nerveux au centre visuel sont l'objet d'un travail cérébral grâce auquel nous reconstituons le relief.

Selon Parinaud, la convergence aurait seulement pour effet de nous renseigner sur la distance et la sensation du relief serait fonction de l'appareil sensoriel.

Il est possible, en effet, et l'expérience de Dove semble le démontrer, d'obtenir la sensation du relief à l'éclairage instantané par la lumière électrique, alors que l'appareil musculaire de la convergence et de l'accommodation n'ont pas eu le temps d'intervenir.

Bien que la conclusion de Dove ait été contestée par Donders, par Recklinghausen, nous pourrions l'admettre sans que nos raisons paraissent amoindries.

Lorsque nous aurons dit que la sensation du relief peut être classée dans la catégorie de toutes les sensations si spécialisées que l'adaptation et l'évolution ont rendues indispensables à la vie des organismes les plus développés, il nous sera facile de nous rendre compte que l'activité sensorielle n'aurait pas été seule capable de produire cette sensation de relief au début de cette évolution si le mouvement n'était pas intervenu.

D'abord, pour que l'expérience de Dove fût absolument démonstrative, il faudrait que la sensation du relief se produise toujours à la première étincelle; or, il n'en est rien, cette sensation n'apparaît qu'après plusieurs décharges nécessaires pour provoquer l'adaptation rétinienne. Il n'y a rien d'étonnant donc à ce que, pendant la durée si courte soit-elle de ces décharges successives, l'appareil musculaire de la convergence et de l'accommodation soit intervenu.

Et alors même que ni l'une ni l'autre n'aient été mises en action, il n'y a aucune raison pour qu'avec une impression lumineuse, ne soit-elle que d'un dixième de seconde, les centres ne puissent faire instinctivement le travail auquel ils sont habitués, même si un de ses facteurs vient à manquer.

Nous trouvons dans la sensation du relief par le toucher une analogie immédiate avec la sensation du relief par la vue. Nous savons en effet que la sensation tactile du relief est la résultante des mouvements volontaires et inconscients de la main et des doigts, grâce auxquels les corpuscules du tact sont successivement et rapidement impressionnés par la surface touchée; les mouvements peuvent être de grande étendue ou si petits que l'attention seule nous les fait discerner; ils peuvent être même inconscients si bien que nous pouvons croire qu'il suffit de poser la main sur un objet pour nous rendre compte exactement de sa forme, de ses saillies ou de ses dénivellations.

Or, il est certain que la sensation du relief par le toucher est provoquée par l'association rapide de mouvements musculaires successifs transmettant aux centres, par l'intermédiaire des nerfs spéciaux, les excitations successivement ressenties.

Le sens du toucher est tellement bien adapté à sa fonction que nous perdons complètement la conscience des mouvements, au point que nous sommes persuadés que ces mouvements ne se produisent pas quand nous percevons le relief avec nos mains en apparence immobiles.

Il semblerait qu'il y ait là une sensation de relief provoquée par une excitation instantanée de même ordre que celle produite sur les centres visuels grâce à l'étincelle électrique dans l'expérience de Dove.

Même, si dans certains cas exceptionnels le sens musculaire et les mouvements n'interviennent pas, il n'y a rien d'extraordinaire à ce que notre cerveau achève et complète une sensation qu'il a l'habitude d'élaborer, quand un des facteurs de cette sensation vient à manquer brusquement.

C'est ce qui arrive par exemple au cours d'une paralysie des muscles du membre supérieur avec conservation de la sensibilité, la perception du relief par le toucher existe encore.

Et puisque dans certains cas les centres corticaux peuvent même être la source de sensations sans aucune excitation extérieure, à plus forte raison peuvent-ils compléter ces sensations lorsque le mécanisme qui les provoque d'habitude est seulement dissocié.

En somme il s'agit là d'une habitude individuelle et héréditaire, conforme aux lois de l'adaptation des espèces, et si invétérée que ses effets ne peuvent être détruits par une modification brusque dans les facteurs qui ont peu à peu contribué à rendre son exercice purement instinctif.

Ce qui est vrai pour le toucher l'est également pour la vue.

Il n'y a pas besoin de faire intervenir la fusion des images formées en des points rétiniens non identiques; il y a là tout simplement un travail des centres sous l'influence des impressions périphériques quelle que soit leur courte durée; le résultat de ce travail est la reconstitution instantanée à l'extrémité des axes de projection de toutes les images perçues en des points identiques de la rétine grâce aux mises au point successives et rapides par l'accommodation et la convergence.

On pourrait en somme comparer l'exercice de la vision binoculaire à une sorte de toucher fait avec les deux yeux à la fois, avec cette différence que le sens du toucher élabore les sensations avec les excitations provoquées directement par l'objet; la vision au contraire avec les images des objets.

D'ailleurs la sensation du relief n'exige pas absolument, pour être produite, l'intégrité de la vision binoculaire.

Un seul œil peut nous la procurer.

Mais alors la convergence n'entre pas en jeu, l'accommodation et les mouvements de direction de l'œil agissent concurremment. La mise au point se fait par l'accommodation, la fixation s'effectue grâce aux mouvements des muscles extrinsèques.

Et il est incontestable que les sujets ne pouvant se servir que d'un œil conservent presque intacte la perception de la profondeur et la sensation du relief; le travail cérébral de reconstitution se fait de la même façon.

Il y a donc en résumé un double processus qui préside à l'exercice de la vision binoculaire dans l'appréciation de la troisième dimension.

Un acte volontaire d'abord de direction des axes optiques vers l'objet fixé grâce aux mouvements des muscles extrinsèques. Parallèlement à ces mouvements un acte en apparence inconscient de mise au point provoqué par les contractions du muscle ciliaire.

Les images venant alors se former sur l'appareil sensoriel de réception successivement et très rapidement en des points identiques de la rétine sont extériorisées instantanément dans l'ordre où elles ont été provoquées, grâce au travail cérébral de reconstitution devenu instinctif par suite de la lente adaptation des espèces.

C'est en effet peu à peu que la vision binoculaire apparaît dans l'échelle des êtres, elle n'existe pas chez les organismes inférieurs et elle est très rare chez les animaux les mieux différenciés.

Elle constitue en somme chez l'homme un des modes de vision le plus développé dont l'exercice le plus délicat est réalisé au cours de la reproduction par les artistes, peintres et sculpteurs des impressions les plus diverses ressenties au spectacle de la nature.

V. — Utilité de la Vision binoculaire.

La vision binoculaire a une double utilité.

1° Du besoin de fusion résulte en effet une action synergique des muscles moteurs de l'œil pour tous les points de fixation.

Si pour une cause telle qu'un vice de réfraction, une anisométropie, une mauvaise acuité visuelle de l'un des yeux, la fusion n'est plus sollicitée par des images nettes en des points rétiniens identiques, l'équilibre moteur n'ayant plus raison d'être, il peut se produire une déviation de l'un des yeux.

Cette déviation atteint l'œil sur lequel les impressions ne peuvent plus se faire ou se font si mal qu'elles ne peuvent être utilisées pour la fusion.

2° La vision binoculaire est presque indispensable pour les professions dont l'exercice réclame l'appréciation parfaite des distances et exige une foule de renseignements précis donnés par la vue (mécaniciens de locomotives, automobilistes, pilotes, tireurs, etc.).

Sans doute, la vision binoculaire n'est pas absolument nécessaire et nombreux sont ceux qui ne la possédant pas éprouvent pourtant la sensation du relief.

Mais il est incontestable que l'on voit mieux avec deux yeux qu'avec un seul, car la vision binoculaire ajoute plus de précision, plus de netteté aux images.

C'est dans la pratique des arts tels que la peinture et la sculpture où elle trouve son adaptation la plus parfaite.

Grâce à cette vision, l'artiste peut se rendre compte de la façon la plus exacte des différences de clarté, de nuances dont la reproduction donnera plus de réalité aux copies de la nature; il apprécie beaucoup mieux les profondeurs, analyse mieux les formes, la valeur et l'étendue des ombres et peut donner plus de vie et de beauté à ses œuvres.

CHAPITRE II

I. — Diplopie physiologique.

Nous pouvons maintenant donner la raison de cette diplopie physiologique qui apparaît lorsque nous fixons sur une règle une épingle équidistante de deux autres dans les conditions que nous avons signalées plus haut.

Il y a en effet dans cette expérience une dissociation physiologique mais artificielle des actes habituels du processus de vision binoculaire.

Pour que la diplopie apparaisse dans ce cas, il est nécessaire que nous fixions avec une certaine attention l'épingle du milieu.

Il se produit un effort volontaire de direction sur le point de jonction des axes visuels de projection où se trouve l'épingle fixée, et en même temps une contraction persistante du ciliaire immobilisant les courbures du cristallin momentanément.

Les deux autres épingles venant former leurs images sur des points non identiques des rétines ne sont pas fusionnées et sont vues en diplopie croisée ou directe, en fausse projection.

Autrement dit, l'impression rétinienne au niveau de la fovea étant persistante, grâce à l'effort d'attention provoquant l'immobilisation de tout le système optique dans une certaine position ; les impressions rétiniennes en dehors de la fovea en des points non identiques, pour les mêmes raisons que nous avons précédemment données, sont projetées à droite ou à gauche de l'observateur suivant que les axes d'impression aboutissent à gauche ou à droite de la fovea.

Cette diplopie physiologique, qui naît sous l'influence de ce phénomène de dissociation du mécanisme producteur de la vision binoculaire, déterminé par l'effort d'attention, disparaît ou n'apparaît pas lorsque cet effort n'est pas fait.

Il suffit de répéter l'expérience et de regarder sans un effort spécial l'épingle du milieu pour que chaque épingle extrême soit vue simple.

Elles sont vues simples parce qu'elles sont, grâce au concours de l'accommodation de la convergence, perçues successivement et très rapidement en des points identiques de la rétine et que le travail cérébral leur assigne instinctivement dans l'espace leur place réelle.

II. — Diplopie pathologique.

La diplopie se produit également dans toutes les affections de l'appareil moteur et les déviations oculaires qui ont pour résultat la non-formation des images en des points identiques.

Ces conditions se trouvent réalisées dans les troubles fonctionnels modifiant les rapports normaux entre l'accommodation et la convergence ou dissociant l'action synergique des muscles de l'œil.

1° Insuffisance de convergence.

2° Excès de convergence.

3° Paralysie des muscles de l'œil.

Il est vrai que, dans les deux premiers cas, cette diplopie est peu sensible. Elle n'apparaît manifestement qu'à l'aide de prismes ou de verres colorés car il s'agit de troubles légers, passagers ou intermittents.

De plus, l'absence de diplopie peut résulter aussi de la neutralisation par un des yeux des images vues en projection fausse pour permettre à l'autre de fixer.

III. — Neutralisation.

La neutralisation est le phénomène grâce auquel le centre cortical peut faire abstraction des images perçues en fausse projection.

La neutralisation se fait en général lorsque le trouble apporté à l'exercice de la vision binoculaire s'est installé peu à peu, elle n'est possible au contraire que tardivement au cours des modifications brusques surprenant un système visuel fonctionnant normalement.

En quoi consiste cette neutralisation ?

Supposons que pour une raison quelconque l'état d'équilibre fonctionnel des yeux soit rompu et envisageons d'abord le cas où l'appareil dioptrique est normal et où chaque rétine se trouve impressionnée par des images nettes.

Le champ de vision binoculaire est dissocié, car les images d'un objet viennent se former sur des points non identiques et se trouvent extériorisées en fausse projection dans l'espace.

Cet état d'équilibre instable ne peut persister sans occasionner une gêne considérable, il est indispensable que le sujet voie au moins une de ces images en bonne projection.

C'est ce qui se produit en effet et un des yeux devient fixateur, tandis que l'autre continue à localiser dans l'espace des images fausses de l'objet.

Mais ce n'est encore là qu'un demi-remède, il faut absolument que l'image fausse disparaisse pour qu'il n'y ait plus diplopie. C'est alors que se produit la neutralisation de cette image.

Il arrive en effet, et il sera possible d'en faire la démonstration évidente avec le diploscope, que la projection par l'un des yeux de l'image fausse peut se faire justement sur le point où se trouve localisée à sa place réelle une autre image perçue par l'œil fixateur. Les deux images se trouvent superposées, or comme elles sont dissemblables elles ne peuvent se fusionner, l'une d'elles disparaît, c'est celle qui appartient à l'œil dévié.

Cette image est neutralisée la première parce qu'elle est la moins nette et la plus gênante; peu à peu toutes celles qui se trouvent dans le champ de vision de l'œil qui ne fixe pas sont neutralisées à leur tour (fig. 2).

Nous avons supposé, pour la démonstration, le cas où les deux yeux étaient emmétropes, avec une bonne acuité visuelle.

Envisageons maintenant le cas où les deux yeux ont une réfraction inégale et où l'un d'eux se trouve moins nettement impressionné. Dans ce cas, la neutralisation s'explique plus facilement encore.

Il est de toute évidence que l'œil fixateur sera celui dont l'acuité visuelle est la meilleure et que l'image

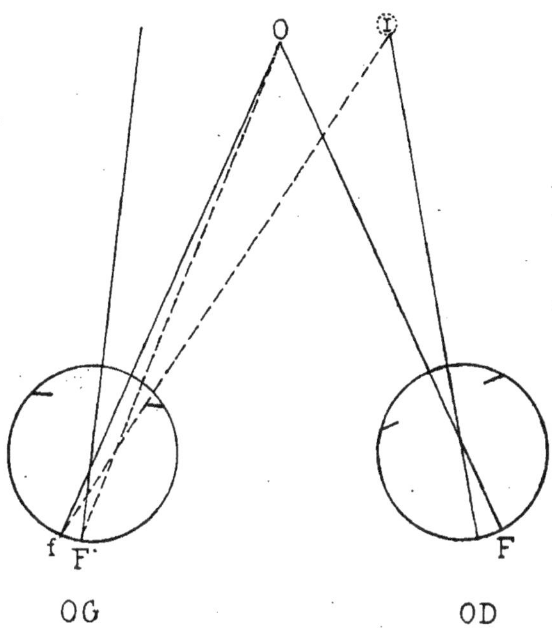

Fig. 2.

OG est dévié, l'image de O est faussement projetée en O′ (représenté en pointillé). Comme en ce point se trouve extériorisée à sa place réelle l'image de I, l'image fausse de O est neutralisée.

neutralisée sera celle du moins bon œil, puisque c'est elle qui est la plus gênante.

Ainsi, un des yeux se trouve momentanément exclu de la vision.

Peu à peu la neutralisation se fait d'une façon permanente et l'appareil sensoriel de l'œil perdant son activité réagit de moins en moins aux impressions qui sollicitent la vision d'habitude. L'œil devient amblyope par défaut d'usage.

La neutralisation se trouve donc à l'origine de l'amblyopie ex-anopsia.

Il y a des cas, rares, il est vrai, où avec deux yeux emmétropes ayant une très bonne acuité visuelle, la neutralisation se produit et où il est impossible de trouver une cause déterminée s'opposant à l'exercice de la vision binoculaire.

En général, alors chacun des yeux fixe alternativement, il faut donc que chacun d'eux neutralise à son tour.

Dans ces cas, et Rémy l'a démontré à l'aide du diploscope, chaque œil fixe à tour de rôle et lorsqu'il se trouve dans une position qui le met à l'abri d'un éclairage trop intense.

L'expérience démontre en effet que l'œil le moins éclairé est l'œil fixateur.

L'œil qui reçoit plus de lumière neutralise. En effet, il est mis en état de moindre résistance en raison des modifications plus ou moins énergiques produites par la lumière sur son pourpre rétinien, cette suractivité amène une fatigue, l'image moins bien perçue est neutralisée.

Dans tous les autres cas il s'agit d'un processus lent, d'une nouvelle habitude d'un appareil sensoriel progressivement accoutumé à neutraliser les images qui le gênent et d'une perte de la sensibilité de la rétine qui ne transmet plus aux centres que des excitations de plus en plus faibles que le travail cérébral finit par négliger, en raison du trouble qu'elles apportent à l'élaboration des impressions et à l'extériorisation dans l'espace des images à leur place réelle.

C'est pour cette raison que, dans le cas de strabisme paralytique surprenant un appareil optique et sensoriel normal, la neutralisation ne se fait pas immédiatement parce que le déséquilibre oculaire est brusque et que les centres n'ont pas été accoutumés progressivement à recevoir des images fausses et à les exclure peu à peu.

Dans le strabisme concomittant, au contraire, la neutralisation est constante parce que la gêne apparaît de très bonne heure et que l'œil a pris peu à peu l'habitude de faire abstraction des images fausses.

L'exclusion des images se fait d'ailleurs d'autant plus rapidement qu'elles sont perçues par des yeux ayant des vices de réfraction plus considérables, de l'anisométropie et une mauvaise acuité visuelle.

Il faut toutefois remarquer que dans les paralysies oculaires qui ne disparaissent pas rapidement sous l'influence d'un traitement, un des yeux finit toujours par être exclu du champ de vision, que le malade s'habitue à fixer avec un seul œil, et qu'enfin les images extériorisées en projection fausse sont neutralisées.

En résumé, la neutralisation est la conséquence de la gêne apportée au fonctionnement de l'appareil sensoriel par la formation d'images semblables en des points rétiniens non identiques. La nécessité de localiser exactement dans l'espace l'origine de nos impressions provoque la fixation de l'un des yeux et l'extériorisation de ses images en bonne projection, tandis que celles de l'autre œil sont projetées faussement.

Il s'en suivrait une diplopie persistante si le centre visuel ne faisait peu à peu abstraction des fausses images, et c'est pourquoi la membrane rétinienne, ne trouvant plus l'emploi d'impressions de plus en plus faibles, perd à la longue sa sensibilité.

L'œil devient amblyope par défaut d'usage. Il ne gêne plus dans la vision.

DEUXIÈME PARTIE

CHAPITRE Ier

I. — Le Diploscope.

En cherchant un procédé qui lui permettrait de dépister les simulations, le Dr Rémy trouva un dispositif instrumental auquel il donna le nom de Diploscope.

Cet appareil aussi simple qu'ingénieux, qui peut en effet rendre de grands services au cours des expertises médico-légales, est devenu dans les mains de son inventeur un merveilleux instrument susceptible d'applications nouvelles et remarquables.

1° Il peut donner la démonstration des modes de visions binoculaire et simultanée.

2° Il rend possible la recherche et l'analyse des troubles de la vision normale.

3° Son dispositif permet de solliciter la fusion et, par conséquent, de rétablir la vision binoculaire absente.

4° Comme l'exercice de cette vision est impossible sans une association parfaite dans les mouvements de convergence des axes optiques, le diploscope peut être encore utilisé comme un instrument orthoptique pour corriger les déviations oculaires dans tous les sens.

II. — Diploscope de Rémy.

Le Dr Rémy a imaginé deux modèles de diploscope, l'un pour la vision à distance, l'autre pour la vision de près.

Diploscope pour la Vision a distance.

Il comporte un dispositif optique supporté par un pied à coulisse (fig. 3).

Ce dispositif est constitué par :

1° Une tige de 1^{m}20 mobile verticalement autour d'un axe horizontal passant par son milieu.

2° A une des extrémités de la tige se trouve un support cartons ou un pupitre percé de 4 orifices circulaires dans lequel peuvent être successivement amenées des lettres de grandeurs différentes correspondant chacune aux graduations en dixièmes d'une échelle d'acuité ramenée à 1^{m}20. Ce pupitre est mobile perpendiculairement à la tige.

3° A l'autre extrémité de la tige, où doit se placer l'observateur, se trouve un pont de lunettes.

4° Au milieu et perpendiculairement à la tige, à 60 centimètres, se trouve un écran circulaire mobile fermant l'orifice d'un tube long de 25 centimètres et d'un diamètre de 8 à 9 centimètres noirci à l'intérieur à l'autre orifice duquel se trouve une barette qui peut être levée et baissée à volonté.

Des trous percés dans l'écran au nombre de 4 ayant chacun 20 millimètres de diamètre et couplés deux par deux sont séparés l'un de l'autre, les premiers par une

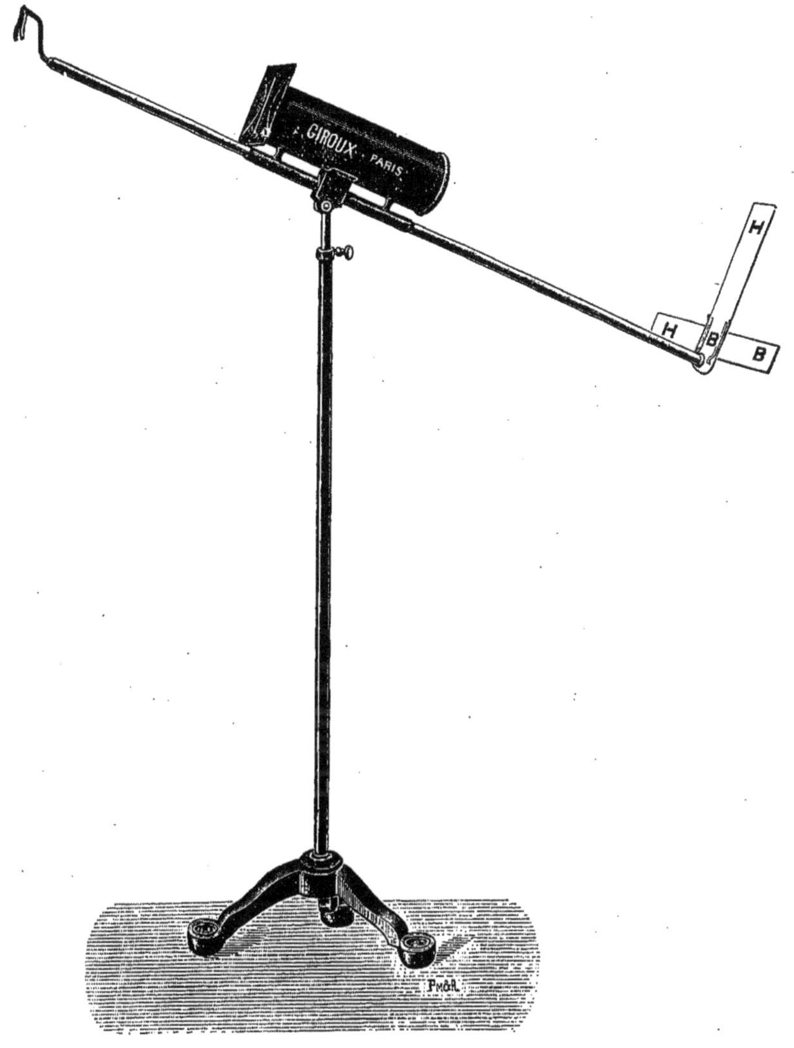

FIG. 3.
Diploscope de Rémy.

distance de 60 millimètres de centre à centre, les seconds par une distance de 33 millimètres.

Chacun de ces couples peut être obturé à volonté et grâce à la mobilité de l'écran être dirigé dans tous les diamètres.

Diploscope pour la Vision de près.

Le petit diploscope pour la vision de près comporte le même système optique avec des proportions réduites et certaines modifications.

Sa longueur est de 30 centimètres. L'écran se trouve placé à 7 centimètres du support carton qui remplace le pupitre et par conséquent à 23 centimètres du pont de lunettes.

Cet écran mobile est percé également de deux couples de trous de 6 à 7 millimètres de diamètre et écartés les uns des autres de 16 ou de 26 millimètres de centre à centre.

III. — Fonctionnement.

Deux simples schémas vont nous donner la démonstration du mode de vision dans le diploscope.

I. — Disposons l'écran de telle sorte que les orifices les plus éloignés soient sur une ligne horizontale et amenons le pupitre en son milieu sur la tige. Un observateur ayant une vue normale regarde à travers les deux orifices. Il lit KOLA par exemple (fig. 4).

Les deux yeux ouverts l'observateur voit KOLA.

S'il ferme l'œil gauche il voit KL avec l'œil droit.

S'il ferme l'œil droit il voit OA avec l'œil gauche.

Chaque œil voit donc séparément et simultanément deux lettres. Aucune des lettres n'est vue avec les deux yeux à la fois. C'est là une démonstration de la vision simultanée.

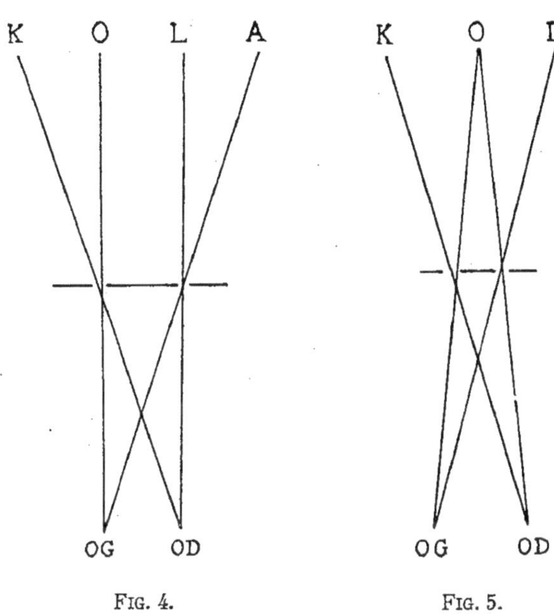

Fig. 4. Fig. 5.

II. — Disposons l'écran de telle sorte que les deux orifices les moins éloignés se trouvent placés sur une ligne horizontale. Plaçons le pupitre de telle sorte que trois lettres seulement puissent être lues par un observateur ayant une vision normale. Il lit KOL par exemple (fig. 4).

Les deux yeux ouverts l'observateur lit KOL.

S'il ferme l'œil gauche il lit KO avec l'œil droit.

S'il ferme l'œil droit il lit OL avec l'œil gauche.

Lorsque les deux yeux sont ouverts il ne lit pourtant

qu'un seul O, il faut donc nécessairement que les images de l'O soient fusionnées ; cette lettre est donc perçue en vision binoculaire, tandis que K et L sont vues séparément par chaque œil et simultanément par les deux.

C'est là une démonstration des modes de vision binoculaire et simultanée associés.

Pour isoler le champ de vision binoculaire, il suffit d'abaisser la barette à l'entrecroisement des deux axes partant de K et de L. O sera vue seule par les deux yeux à la fois et binoculairement, les images formées sur chacun des yeux étant fusionnées.

Ces deux expériences fondamentales du diploscope nous donnent objectivement la démonstration graphique de la vision normale.

Elles nous montrent de plus qu'il est possible de séparer artificiellement les champs de vision simultanée ou binoculaire, ou de les associer, en conservant néanmoins la faculté de les distinguer l'un de l'autre, grâce à la lecture de certaines lettres vues par un seul œil ou par les deux yeux à la fois.

Nous verrons plus loin que lorsqu'un trouble se produit dans le champ de vision binoculaire, l'observateur peut également, grâce au dispositif diploscopique, indiquer exactement la place des images perçues en fausse projection en désignant les lettres qui se trouvent déplacées les unes par rapport aux autres, et les variations qui se produisent dans les distances qui les séparent.

IV. — Diplopie physiologique et Diploscope.

Au cours de ces deux expériences fondamentales que nous venons d'exposer, un observateur remarque que dans la première il voit chaque lettre dans un orifice particulier, que, par conséquent, chacun des deux orifices se trouve dédoublé ; dans la seconde il perçoit aussi trois orifices, autant que de lettres.

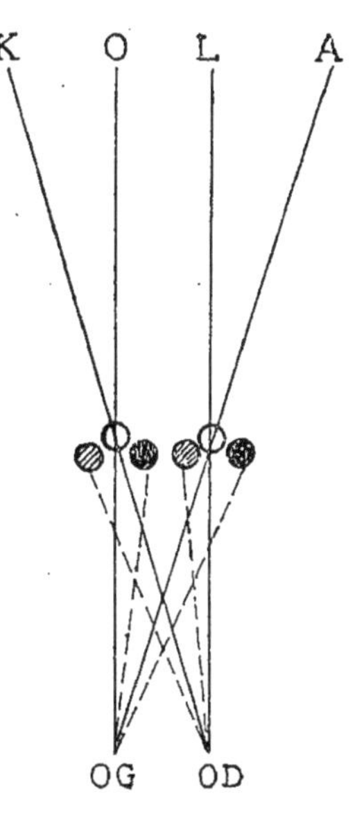

Fig. 6.

L'explication de ce phénomène est très simple si on se rapporte à ce que nous avons dit plus haut au sujet de la diplopie et des fausses projections.

Dans la première expérience, chacun des yeux fixe à travers les orifices deux lettres qui se trouvent au delà de ces mêmes orifices à une distance égale à celle qui existe entre l'observateur et l'écran. Chacun de ces orifices interposés est donc vu en divergence de même que l'épingle la plus rapprochée dans l'expérience de Parinaud. Il y a diplopie croisée par conséquent.

Les deux images de l'orifice dédoublé qui se trouvent en face de l'œil gauche correspondent à deux projections fausses, dont l'une sera à droite projetée par l'œil gauche et l'autre à gauche projetée par l'œil droit.

Pour l'œil droit l'image sera également dédoublée et croisée (fig. 6).

Les deux lettres vues par chaque œil se trouveront placées au centre de chaque orifice faussement projeté par cet œil parce que les axes d'impression des lettres passent à travers les orifices (fig. 7).

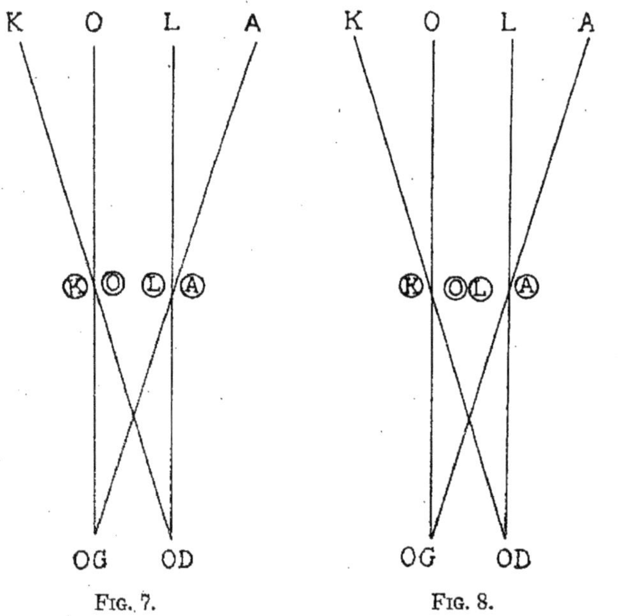

Fig. 7. Fig. 8.

Si la position des orifices était seulement la conséquence de leur dédoublement par diplopie physiologique, les 4 lettres seraient également séparées, mais il faut tenir compte de la divergence des yeux de 1 angle métrique, existant d'habitude lorsque la fusion n'est pas sollicitée et qui détermine une modification dans la projection des orifices et en même temps dans la place des lettres; se traduisant par un croisement plus accentué et un rapprochement des deux lettres médianes (fig. 8).

Il résulte de cette démonstration de la vision simultanée, qu'elle constitue un mode de vision anormal où la fusion n'étant pas sollicitée, les yeux se mettent en divergence, qui est la position de repos.

Dans le deuxième cas, l'observateur perçoit trois orifices.

Leur dédoublement se produit également comme ci-dessus, mais comme la vision binoculaire est sollicitée, la fusion s'opère.

Les deux orifices faussement projetés et superposés sur la ligne médiane sont fusionnés.

Les deux autres correspondent aux lettres K et L perçues simultanément. Comme leurs images se trouvent déplacées latéralement à gauche pour l'œil droit et à droite pour l'œil gauche, les axes d'impression qui les traversent subissent la même déviation, K et L sont légèrement projetées à gauche et à droite (fig. 9).

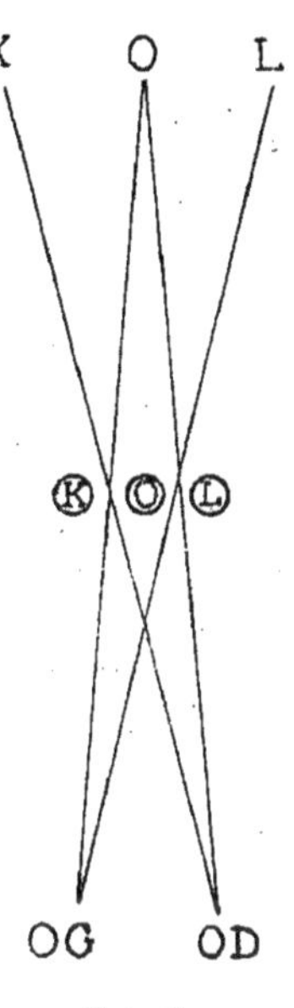

Fig. 9.

Il faut remarquer que la place des différentes lettres, les distances qui les séparent, correspondent toujours à celles des orifices à travers lesquels passent les axes d'impressions de ces lettres, et, d'autre part, que les fausses projections des orifices et des lettres qu'ils encadrent sont dans un rapport constant avec la direction des axes visuels quand ceux-ci sont normalement dirigés comme nous venons de le montrer ou quand ils sont deviés ainsi que nous le verrons plus loin.

V. — Diplopie pathologique et Diploscope.

Nous venons de voir que le dispositif diploscopique revèle la diplopie physiologique normalement absente et que, grâce à une représentation graphique, il permet à l'observateur de se rendre compte des modes de vision simultanée et binoculaire.

Lorsqu'une modification vient à se produire dans la vision binoculaire par suite d'une déviation des axes visuels dans l'horizontale ou la verticale, résultant soit d'une anisométropie, soit d'un strabisme concomittant ou paralytique, immédiatement un trouble se produit dans les manifestations habituelles de la diplopie physiologique au diploscope.

Il se traduit par des variations dans les distances, séparant les orifices entre eux et les lettres qu'ils encadrent.

Ces variations nous instruisent aussi exactement que possible sur la nature des modifications survenues dans la direction normale des axes visuels.

La place des orifices faussement projetés, des lettres, et les distances qui les séparent donnent la mesure très approximative de la déviation.

Pour déterminer sa nature, il suffit de se rappeler que dans la divergence les images sont croisées ou hétéronymes et directes ou homonymes dans la convergence; ce que Desmarres a exprimé de la façon suivante : « *Quand les images se croisent les axes visuels se décroisent; quand les images se décroisent les axes visuels se croisent.* » Autrement dit, quand la convergence des axes est trop grande par rapport au point de fixation, les images faussement projetées se déplacent vers la droite pour l'œil droit, à gauche pour l'œil gauche; dans la divergence, au contraire, les fausses projections se font à gauche pour l'œil droit, à droite pour l'œil gauche.

Nous allons successivement passer en revue les modifications qui peuvent se produire dans les rapports normaux existant entre les orifices de l'écran et analyser ainsi les déviations qu'elles expriment.

1° Vision simultanée.

Expérience à 4 lettres. — Les deux orifices les plus distants de l'écran sont ouverts et sur une ligne horizontale.

Nous allons représenter dans l'ordre les déplacements des lettres depuis les déviations les plus petites jusqu'aux plus grandes des axes visuels.

Il est bien entendu qu'au cours de ces démonstrations, les lettres servent uniquement à représenter nominativement les orifices qui seuls sont vus en diplopie et à permettre au cours de l'examen de reconnaître rapidement les champs de vision de chacun des yeux.

La place des lettres et leur rapport donnent en un mot la traduction graphique de la déviation.

Dans l'exposé qui va suivre et les tableaux schématiques des différents cas que nous allons envisager, nous emploierons des caractères différents pour les lettres vues par l'œil droit; afin que le lecteur se rende plus facilement compte des déplacements subis par les lettres se trouvant dans chacun des champs de vision.

a) *Déviation en dedans des axes visuels et croisement.* *k* et *l* sont vues par l'œil droit, O et A par l'œil gauche. Les images se décroisent *k* et *l* se déplacent à droite, O et A à gauche. Examinons toutes les positions des lettres à mesure que le croisement des axes et le décroisement des images augmentent.

k   O   *l*   A
k O   *l* A
k O   *l* A

Puis *k* et O, *l* et A se superposent, l'une des lettres est exclue par neutralisation pour les causes et par le mécanisme que nous avons expliqué plus haut. Ce sont, en général, les lettres les moins bien perçues qui disparaissent.

L'observateur lit alors :

k   *l*
ou
O   A

La convergence augmente, le décroisement s'accentue :

O *k*   A *l*
O *k* A *l*
O   *k* A   *l*

Puis *k* et A étant superposées, l'une d'elles peut être neutralisée :

O   *k*   *l*
ou
O   A   *l*

Enfin les lettres sont complètement décroisées :

O A *k* *l*
O A *k* *l*

b) *Déviation en dehors des axes optiques qui se décroisent, les images se croisent.*

k O *l* A
k O*l* A

l et O vont se superposer, une d'entre elles est neutralisée :

k *l* A
ou
k O A

Le croisement s'accentue et devient complet, *k* et *l* lues par l'œil droit sont dans leur position extrême à gauche. O et A vues par l'œil gauche sont également dans la même position à droite.

k *l* O A
k *l* O A

c) Une expérience de vision simultanée peut être faite également dans la verticale. L'écran est disposé de telle sorte que le couple des orifices les plus éloignés soit légèrement oblique suivant la direction 11 heures 5 heures, ou 1 heure 7 heures d'un cadran horaire.

Sur le pupitre se trouvent deux lettres superposées dans une direction verticale.

A
B

Dans la position 1 heure 7 heures des orifices de l'écran, A est vue par l'œil droit, B par l'œil gauche.

Dans la position 11 heures 5 heures, A est vue par l'œil gauche, B par l'œil droit.

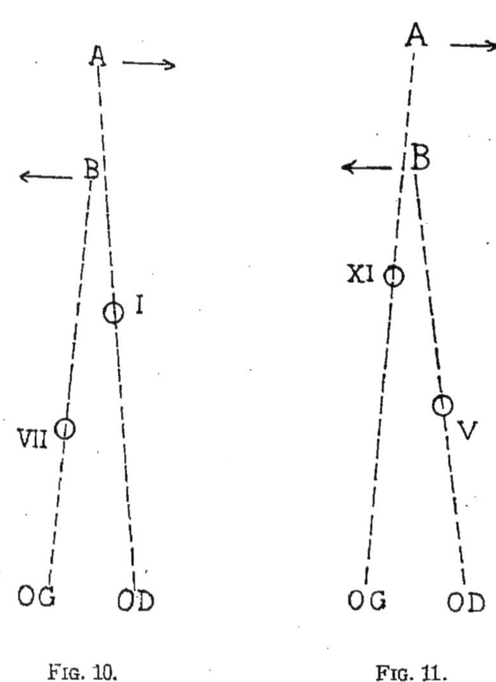

Fig. 10. Fig. 11.

Le croisement et le décroisement s'effectuent comme précédemment.

Lorsqu'il y a déviation des yeux en dedans, les lettres se déplacent du côté de l'œil qui les perçoit (fig. 10), dans la déviation en dehors, elles se déplacent du côté opposé à cet œil (fig. 11).

2° Vision binoculaire.

Expérience à 3 lettres. — Les orifices les moins éloignés sont ouverts et sur une ligne horizontale.

a) *Déviations en dedans des axes optiques. k* est vue par l'œil droit, L par l'œil gauche, O est vue par les deux yeux. Cette direction anormale des axes optiques empêche le fusionnement des deux orifices qui, perçus normalement en diplopie physiologique, sont fusionnés.

Dans le cas que nous envisageons donc ces deux orifices sont dédoublés et dans chacun d'eux apparaît un O.

Nous figurons par un petit *o* l'image de l'O dédoublée et appartenant à l'œil droit.

Les axes optiques se croisent, les images se décroisent. Le tableau qui suit représente toutes les positions que peuvent prendre les lettres depuis les déviations les plus petites jusqu'aux plus grandes.

k O L
k O *o* L
*k*O *o*L

k et *o*, O et L se superposent, les unes ou les autres sont neutralisées, l'observateur lit (1) :

O L
ou
k *o*

(1) Il peut y avoir neutralisation d'une seule lettre simultanément par chaque œil. Le sujet lit par exemple *k*L, les deux O sont neutralisés (Double neutralisation hypophysiologique de Rémy).

Le décroisement s'accentue :

O *k* L *o*
O *k* L *o*
O *k*L *o*

Puis *k* ou L peuvent être neutralisées :

O *k* *o*
O L *o*

Enfin le décroisement est total, *k* et O, O et L sont dans leurs positions extrêmes à droite et à gauche.

O L*k* *o*
O L *k* *o*

b) *Déviation en dehors des axes optiques qui se décroisent, les images se croisent.*

k O L
k *o* O L
k *o* O L

Les images de l'œil droit sont à gauche, celle de l'œil gauche sont à droite; le croisement est complet.

Une expérience de vision binoculaire peut être effectuée avec 3 lettres à direction verticale.

Pour cette expérience, il est besoin d'un dispositif spécial de l'écran.

En même temps que les deux orifices de l'expérience à 3 lettres horizontales, deux autres orifices sont ouverts dans la direction 11 heures 5 heures ou 1 heure 7 heures.

Sur le pupitre, 3 lettres, AOB, sont superposées sur une même ligne verticale. Dans les déviations en dedans ou en dehors, l'O dédoublée accompagnera dans leurs déplacements les lettres A et B perçues en vision simultanée et se porte tantôt du côté de l'œil dévié s'il s'agit de convergence, tantôt de l'œil opposé s'il s'agit de divergence.

Nous allons, par un schéma, représenter les positions que prennent les lettres dans les deux cas.

Deux orifices horizontaux.

Deux obliques (direction 11 heures 5 heures).

A est vue par l'œil gauche.

B est vue par l'œil droit.

og
A
O
B
od

Déviation en dedans
Les images se décroisent
A se porte à gauche
B se porte à droite
Une des images de O dédoublée accompagne chacune d'elles.

gauche A
O *o*
B droite

Déviation en dehors
Les images se croisent
A se porte à droite
B se porte à gauche
Une des images de O dédoublée accompagne chacune d'elles.

A droite
o O
gauche B

Ce ne sont pas seulement les déviations horizontales qui peuvent apporter un trouble dans l'exercice de la vision binoculaire; il arrive bien souvent que des déviations verticales s'opposent au fusionnement.

D'ailleurs, tous les modes de déviations peuvent se combiner et donner lieu à des fausses projections qui nous renseignent exactement.

Dans la verticale, les images se déplacent toujours dans le sens opposé à la direction des axes visuels déviés.

Si, par exemple, l'œil droit est devié en haut, dans le diploscope les lettres vues par cet œil sont déplacées en bas et réciproquement.

Expérience à 3 et 4 lettres horizontales.

1er Exemple. — *Déviation en haut de l'œil droit et convergence.*

Décroisement et déplacement en bas des images de l'œil droit.

3 lettres, KOL, O est dédoublée, K et *o* sont vues par l'œil droit :

O L
k *o*

4 lettres, KOLA, *k* et *l* sont vues par l'œil droit :

O A
k *l*

2e Exemple. — *Déviation en bas de l'œil droit et divergence.*

Croisement et déplacement en haut des images de l'œil droit.

3 lettres, KOL, O est dédoublée, *k* et *o* sont vues par l'œil droit :

k *o*
O L

4 lettres, KOLA, *k* et *l* sont vues par l'œil droit :

k *l*
O A

Expérience à 3 lettres verticales.

3e EXEMPLE. — *Divergence et déviation en bas de l'œil droit.*

Les orifices sont dans la direction 11 heures 5 heures. A est vue par l'œil gauche, B par l'œil droit, O est dédoublée, le petit *o* est vu par l'œil droit et projeté au-dessus de l'O perçue par l'œil gauche.

A

o

O

B

VI. — Diagnostic des Déviations.

Il faut remarquer que si pour la facilité de la démonstration, nous avons admis, dans certains cas déterminés, qu'un déplacement de lettres correspondait soit à une déviation de l'œil droit, soit à une déviation de l'œil gauche, il n'est pas pratiquement possible d'affirmer que tel œil est dévié plutôt qu'un autre, quand l'acuité visuelle de chacun des yeux est égale et que les lettres sont perçues aussi nettement d'un côté que de l'autre.

C'est, en général, le défaut de netteté des images d'un œil ayant une mauvaise acuité qui peut nous permettre de dire que tel œil doit probablement être dévié, tandis que celui dont les images sont bien perçues fixe ; en réalité cela importe peu, car lorsqu'un trouble vient à se produire dans la vision binoculaire rendant le fusionnement impossible quel que soit l'œil dévié, il y a un défaut de synergie fonctionnelle et les deux yeux sont en cause.

Cela est tellement vrai, qu'il est toujours préférable d'agir sur les deux yeux à la fois au cours du traitement orthoptique ou chirurgical des déviations oculaires.

Il ne faut pas oublier d'ailleurs que pour déterminer quel est l'œil dévié et connaître exactement la valeur de la déviation, il faut faire toujours l'examen objectif au périmètre.

Il n'est pas moins vrai que nous pourrons, grâce au diploscope, discerner les moindres troubles de la vision binoculaire dans l'anisométropie, le strabisme fonctionnel ou paralytique, et principalement dans ce dernier cas où les moindres déviations produisent une gêne considérable, nous aurons très rapidement tous les renseignements nécessaires pour faire un diagnostic.

CHAPITRE II

I. — Analyse des différentes épreuves diploscopiques.

L'écran du diploscope de Rémy permet de pratiquer très facilement et très rapidement les examens les plus importants. Toutefois, pour soumettre la vision à des épreuves plus complètes, le Dr Rémy a construit un écran spécial pour l'expérience à onze lettres.

Nous avons imaginé un écran différent qui nous paraît avoir l'avantage de réaliser des combinaisons plus nombreuses, grâce à un dispositif qui nous permet sur un écran immobile à 8 trous, couplés deux par deux, d'obturer alternativement deux couples ou indistinctement un trou de chacun d'eux, et avec lequel les expériences les plus simples et les plus complètes sont également possibles. D'autre part, un pupitre à double test donne toutes les différentes combinaisons de lettres correspondantes à celles des orifices de l'écran (fig. 11). Le principe optique de l'appareil n'est autre d'ailleurs que celui du Dr Rémy.

DESCRIPTION.

1° A l'extrémité où se place l'observateur, nous avons adapté une fourche supportant une lunette d'essai graduée munie de deux opercules permettant d'exclure un œil, ou l'autre, ce qui est souvent indispensable dans certains cas. Une barette mobile dans tous les sens, à 26 centimètres en avant de l'écran, peut être levée ou abaissée, inclinée à droite où à gauche.

2° L'écran quadrangulaire (fig. 12) est fixe sur la tige, il ne tourne pas autour de son axe.

Il est percé de quatre trous de 18 millimètres de diamètre, distants de centre à centre de 30 millimètres horizontalement et de 60 millimètres verticalement. Entre leurs plus grandes distances se trouvent deux ouvertures horizontalement allongées, à extrémités arrondies, de 38 millimètres dans leur plus grand diamètre et distants l'un de l'autre de 10 millimètres.

Sur la face de l'écran devant laquelle se tient l'observateur, les quatre trous circulaires peuvent être obturés par des plaquettes.

Sur la face opposée de l'écran, deux plaques en équerre sont mobiles autour d'un axe passant par le sommet de l'angle et en dehors de l'extrémité des deux ouvertures médianes.

Les branches de l'équerre mesurent 6 centimètres. A chacune de leurs extrémités, à 2 millimètres de l'une et à 20 millimètres de l'autre, est percé un trou de 18 millimètres de diamètre. Deux d'entre eux peuvent être obturés par des plaquettes mobiles.

Ce dispositif permet de fermer les ouvertures médianes et de pouvoir à volonté utiliser soit les orifices les plus

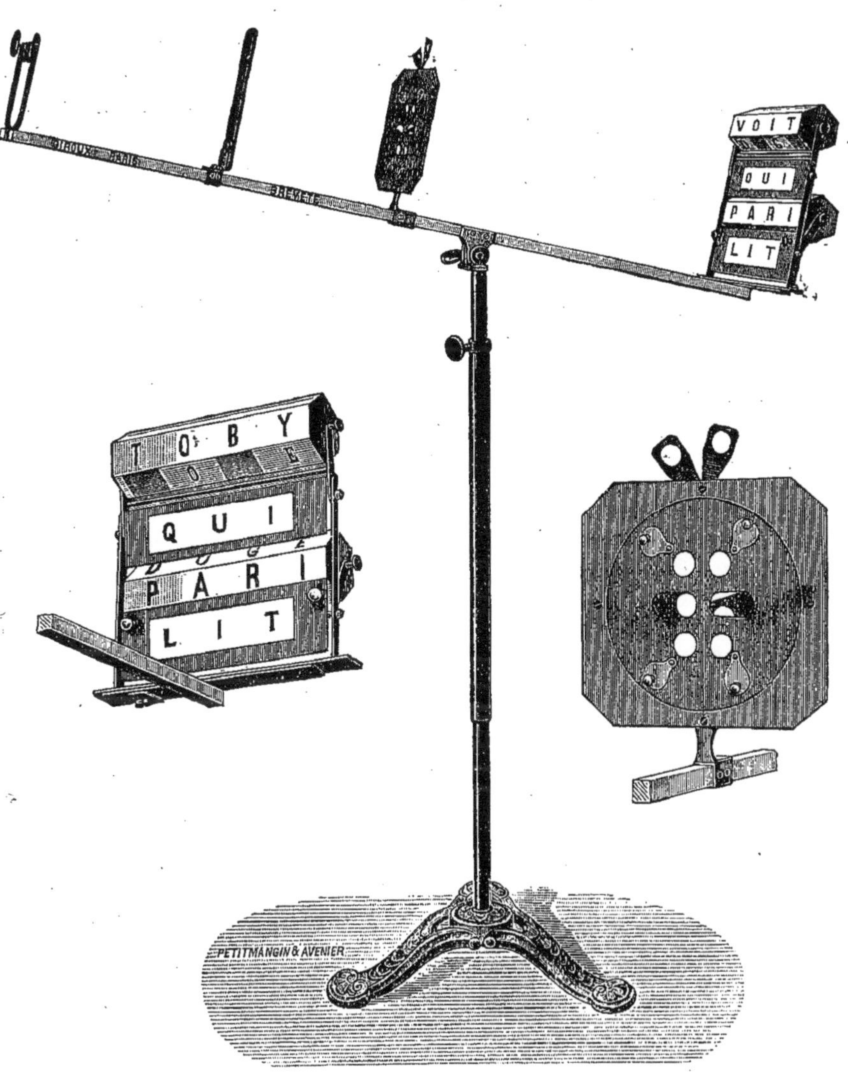

Fig. 12.

rapprochés par la distance de 30 millimètres, soit les plus éloignés par la distance de 60 millimètres sans déplacer les orifices supérieurs et inférieurs.

De cette façon, l'observateur peut utiliser un dispositif instrumental qui lui permet de faire, dans toutes les directions, toutes les expériences de vision binoculaire et simultanée, séparément ou combinées.

3° Le pupitre (fig. 12), grâce à une glissière, est mobile, perpendiculairement au système optique, sur une étendue telle que, dans ses deux positions extrêmes, les lettres soient placées en bonne position pour les expériences à 3 ou 4 lettres verticales et horizontales.

Il est constitué par deux plaques verticales portant chacune d'elles une série de 3 lettres correspondant à l'acuité 0,1 ramenée à 1 mètre 20 cent. et ménageant entre elles une ouverture rectangulaire, dans laquelle peut venir se placer, à tour de rôle, une des faces des deux tests hexagonaux pouvant basculer derrière le pupitre et interchangeables.

Chacun des tests à 6 faces.

a) Le test supérieur présente sur chacune d'elles :

1° Une lettre pour l'expérience à 3 lettres verticales.

2° Quatre figures pour les illettrés.

3° Quatre couleurs (rouge, vert, jaune, bleu).

4° Deux grandes lettres pour l'œil droit. Deux couleurs pour l'œil gauche.

5° Quatre grandes lettres.

6° Deux grandes lettres pour l'œil gauche. Deux couleurs pour l'œil droit.

Les couleurs, sur les faces 3, 4, 5 et 6, sont habituellement utilisées pour solliciter l'activité de la fonction sensorielle de l'œil et vaincre la neutralisation.

b) Le test inférieur comporte six séries de quatre lettres, d'une échelle d'acuité ramenée à 1 mètre 20, graduée en dixièmes de 0,2, 0,4, 0,6, 0,8, 1.

Il suffit d'élever ou d'abaisser un des tests pour le placer en face des orifices à travers lesquels les lettres doivent être vues par les yeux de l'observateur.

Ce double dispositif de l'écran et du pupitre a l'avantage de réaliser dans toutes les expériences, même les plus compliquées, une concordance absolue et constante entre les orifices et les lettres et, par conséquent, de permettre très rapidement de passer d'une expérience à une autre en obturant ou en ouvrant simplement un ou plusieurs orifices.

II.

Nous allons successivement passer en revue et analyser les expériences qu'il est possible de faire avec ce dispositif diploscopique.

Pour faciliter l'exposition, nous désignerons chaque orifice par un chiffre.

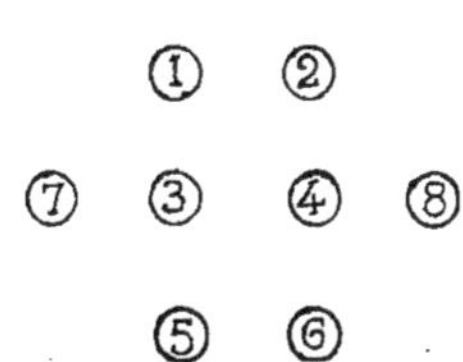

D'autre part, nous nous servirons uniquement des quatre lettres correspondantes à l'acuité visuelle, 0,1, DOGE; sur le test supérieur nous n'utiliserons que la lettre V.

Le groupe de 3 lettres, QUI, situé sur la plaque supérieure et le groupe LIT sur la plaque inférieure interviendront au cours des différentes épreuves. Ils correspondent également à une acuité visuelle de 0,1.

Nous désignerons par P_1 la position du pupitre en son milieu sur la tige, par P_2 sa position lorsqu'il est poussé à fond sur la droite de l'appareil.

HS sera le test supérieur, HI le test inférieur.

La lettre T désignera les orifices de l'écran avec des exposants de 1 à 8.

B*l* ou B*a* exprimeront que la barette est relevée ou abaissée.

1° *Expérience à une lettre.*

P_1	P_1	P_1	P_2
HS	Plaque sup.	Plaque inf.	HI
T 3 et 4	T 1 et 2	T 5 et 6	T 3 et 4
B*a*	B*l*	B*l*	B*l*
V	U	I	O

Dans les quatre dispositifs de cette expérience, la vision binoculaire est seule sollicitée. Les lettres V, U, I, O sont vues par les deux yeux.

2° *Expérience à 2 lettres.*

a) Horizontales.

P_1
HI
T 7 et 8
B*l*
O G

O est vue par l'œil droit.
G par l'œil gauche.

b) Verticales.

P_1
Plaque sup. et inf.
T 1 et 6 ou 2 et 5
B*l*
U
I

U et I sont vues chacune tantôt par l'œil droit, tantôt par l'œil gauche, suivant le dispositif adopté 1 et 6 ou 2 et 5.

Dans ces expériences, la vision simultanée entre seule en jeu.

Dans la seconde, un œil voit au-dessus de la ligne d'horizon, l'autre en dessous. Comme la neutralisation ne se fait pas d'habitude dans cette direction, l'expérience à 2 lettres verticales provoque plus rapidement la réapparition de la vision simultanée.

Il faut tenir compte, toutefois, que comme il n'y a pas besoin de fusionner dans ce cas, les yeux tendent à diverger légèrement et que, par conséquent, il y a souvent un croisement appréciable des lettres.

3° *Expérience à 3 lettres.*

a) Horizontales.	*b*) Verticales.
P_2	P_1
HI	HS
T 3 et 4	T 3 et 4. 1 et 6 ou 2 et 5
B*a*	B*l*
D O G	U
	V
	I

O est vue avec les deux yeux.

D par l'œil droit.

G par l'œil gauche.

V est vue avec les deux yeux, U et I chacune tantôt avec l'œil droit, tantôt avec l'œil gauche, suivant le dispositif adopté 1 et 6 ou 2 et 5.

Ces deux expériences donnent la démonstration la plus complète de la vision binoculaire; elles ont les applications les plus fréquentes dans le traitement orthoptique des déviations oculaires.

4° *Expérience à 4 lettres* (Vision simultanée).

a) Horizontales.

P_1

HI

T 7 et 8

B*a*

D O G E

DG sont vues par l'œil droit, OE par l'œil gauche :

b) Verticales et horizontales.

P_1

HI. Plaques sup. et inf.

T 7 et 8 (1 et 6 ou 2 et 5)

B*l*

U

O G

I

L'œil droit voit UG et l'œil gauche OI (T 2 et 5) :

c) Verticale et oblique.

P_1

Plaques sup. et inf.

T 1 et 6 et 2 et 5

B*a*

QU et IT

(Dispositif T 1 et 6). Lettres U et I verticales.

Q et T obliques.

Q U

I T

Q et I sont vues par l'œil droit, U et T sont vues par l'œil gauche.

Ces expériences de vision simultanée sont plus complètes que celles à deux lettres. Elles ont les mêmes indications.

5° *Expérience à 5 lettres.*

Verticale et oblique.

P_1

HS. Plaques sup. et inf.

T 3 et 4 (1 et 6 ou 2 et 5)

B*a*

V (T 3 et 4). QU et IT (T 1 et 6).

Q U

V

I T

V est vue par les deux yeux.

U et T par l'œil gauche.

Q et I par l'œil droit.

U et I sont verticales.

Q et T sont obliques.

Cette expérience est une des meilleures, car elle provoque la vision simultanée dans deux directions, verticale et oblique, et en même temps l'exercice de la vision binoculaire.

6° *Expérience à 6 lettres.*

P_1

Plaques sup. et inf.

T 1 et 2, 5 et 6

B*a*

Q U I

L I T

C'est une double expérience de vision binoculaire et simultanée à deux niveaux, horizontale, et, en même temps, verticale et oblique.

7° *Expérience à 7 lettres.*

P_1

HS. Plaques sup. et inf.

B*a*

T 1 et 2, 3 et 4, 5 et 6

Q U I

V

L I T

Combinaisons de la vision binoculaire à trois niveaux, et simultanée, verticale et oblique.

8° *Expérience à 8 lettres.*

P_1

HI. Plaques sup. et inf.

T 7 et 8, 1 et 6 ou 2 et 5

B*a*

Q U

D O G E

I T

L'œil droit voit DG, Q et I (T 1 et 6).

L'œil gauche voit OE, U et T.

Combinaisons d'expériences de vision simultanée à quatre lettres horizontales, à deux lettres verticales, à deux lettres obliques.

Aucune de ces huit lettres n'est perçue en même temps avec les deux yeux.

9° *Expérience à 10 lettres.*

P₁.
HI. Plaques sup. et inf.
T 1 et 2, 7 et 8, 5 et 6
B*a*
Q U I
D O G E
L I T

Vision binoculaire à deux niveaux, supérieur et inférieur, et simultanée horizontale médiane, verticale et oblique.

Les expériences capitales sont les quatre premières. Toutes les autres ne sont que des combinaisons de celles-là, elles ne sont d'ailleurs pas utilisées, en général, comme moyen de diagnostic, en raison de la complexité de leur dispositif. Elles trouvent leur emploi au cours du traitement orthoptique des troubles de la vision binoculaire dans l'anisométropie et le strabisme concomittant lorsque la synergie fonctionnelle des yeux est déjà obtenue dans une ou deux directions, pour assurer complètement l'exercice définitif de la vision binoculaire dans toute l'étendue de son champ normal. Nous avons toujours utilisé, au cours de notre démonstration sur le test inférieur, les lettres DOGE correspondant à l'acuité visuelle 0,1, mais il est bien entendu que l'on peut employer successivement, au cours des exercices, toutes les lettres du test pour des acuités visuelles déterminées.

Chacune des expériences que nous avons indiquées

doit se répéter avec les lettres correspondant à des acuités visuelles différentes.

Cette manière de procéder trouve son application dans le traitement orthoptique par le diploscope, la fusion devant toujours se faire pour des lettres dont la grandeur mesure l'acuité visuelle du sujet examiné.

Diploscope pour la Vision de près.

Le grand diploscope permet le contrôle et l'exercice de la vision binoculaire pour la distance de 1^{m}20; mais il est indispensable de procéder au même contrôle et aux mêmes exercices pour une distance moins grande.

C'est pour cette raison que le Dr Rémy a construit le petit diploscope que nous avons décrit. Nous avons modifié l'écran et adjoint un petit pupitre à combinaisons multiples pour pouvoir réaliser avec cet appareil la plupart des expériences que nous avons exposées plus haut.

Certains sujets capables de fusionner à la distance de 1^{m}20 ont des troubles de la vision binoculaire à la distance de 30 centimètres (distance moyenne du travail de près).

En général, il s'agit soit d'un excès de convergence provoquée par un effort d'accommodation chez un hypermétrope, ou, au contraire, d'une asthénopie de convergence, ou, enfin, d'une anisométropie mettant obstacle à la conjonction des axes visuels sur le point de fixation.

Les déviations se traduisent, comme dans le grand diploscope et pour les mêmes raisons, par un entrecroisement des lettres dans la divergence, par un décroisement dans la convergence et, par conséquent, nous donnent des indications de même ordre.

L'existence de la vision binoculaire, à la distance de 1m20 et à 30 centimètres, suffit pour qu'il soit possible d'affirmer qu'elle s'effectue semblablement dans tous les degrés de la convergence au niveau du point de fixation entre le remotum et le proximum.

III. — Dispositifs à distances variables.

Une critique peut être faite aux différents dispositifs diploscopiques que nous avons décrits.

Elle vise la fixité des distances existant entre l'écran et l'observateur d'une part, et entre cet écran et le pupitre d'autre part, et, de plus, l'écartement invariable des différents orifices de l'écran.

En effet, le diploscope de Rémy est construit pour une ligne de base mesurant un écartement pupillaire de 60 millimètres; les lettres du test sont distantes de 60 millimètres les unes des autres. L'écran se trouve exactement au milieu, entre l'observateur et le pupitre, à 60 centimètres l'un de l'autre.

Il est facile, par une simple figure géométrique (fig. 4), de se rendre compte que l'entrecroisement des lignes visuelles se fait exactement au centre des orifices de l'écran, en délimitant deux triangles égaux opposés par le sommet à angles et à bases égales.

Or, le chiffre de 60 millimètres de ligne de base exprime une moyenne; nous savons, en effet, que l'écartement pupillaire peut varier de 55 à 65 millimètres et même parfois plus d'un individu à l'autre.

La figure 13 représente la construction géométrique d'un diploscope à ligne de base variable.

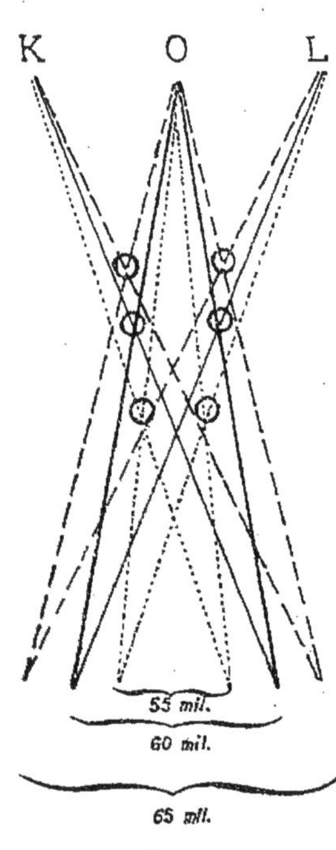

Fig. 13.

Elle permet de constater que les distances entre les trous diminuent ou augmentent suivant que la ligne de base est plus courte ou plus longue, et, d'autre part, que l'écran doit être mobile, entre l'observateur et le pupitre, parce que l'entrecroisement des axes se fait à des distances différentes; plus près de l'observateur, quand la ligne de base est petite; plus loin de lui, quand elle est plus grande.

La figure formée par la ligne réunissant l'ensemble des points où s'entrecroisent les axes visuels correspondant à des lignes de base différentes représente la projection d'un cône tronqué, dont la base serait du côté du pupitre et le sommet du côté de l'observateur (fig. 13).

Pratiquement, le diploscope à distance fixe du Dr Rémy construit pour une ligne de base unique de 60 millimètres, avec le pupitre et l'écran à huit orifices, permet la réalisation de toutes les expériences que nous avons analysées, quelle que soit la longueur de la ligne de base du sujet.

Il est toujours possible, avec le grand diploscope et chez tous les sujets, quelle que soit la valeur de leur écartement pupillaire, de solliciter la fusion, dont le besoin se fait sentir si puissamment qu'il détermine toujours, dans l'appareil des muscles intrinsèques et extrinsèques des yeux, des mouvements susceptibles de donner aux axes visuels une direction telle que l'impression sur les deux yeux se fasse en des points identiques de la rétine.

Les exercices particuliers à chaque cas d'anomalie de direction, au cours des troubles de la vision binoculaire, n'ont pas d'autre but précisément que de provoquer les mouvements d'association et de synergie qui, normalement, contribuent au fusionnement.

Le dispositif à distance fixe que nous avons décrit, nous permet presque toujours d'arriver à ce résultat.

Le Dr Bourdeaux obtiendrait dans certains cas particuliers (et notamment dans le strabisme convergent des myopes) des résultats rapides en utilisant un dispositif qui lui permet de présenter au sujet un groupe diploscopique réalisé pour la distance la plus voisine de sa convergence strabique. La neutralisation cesserait plus vite. Il est néanmoins nécessaire de franchir toutes les étapes de la vision binoculaire par des exercices à toutes les distances.

Le Dr Bourdeaux procède en augmentant progressivement et par échelons la distance de fixation et la force du verre, il arrive à reporter à l'infini le remotum d'accommodation et le remotum de convergence.

Il n'est pas à notre connaissance de cas de ce genre pour le traitement desquels le diploscope à distance fixe n'ait pu être utilisé et où les résultats aient été moins bons ou moins rapides.

TROISIÈME PARTIE

TRAITEMENT DES TROUBLES DE LA VISION BINOCULAIRE PAR LE DIPLOSCOPE

En étudiant le dispositif instrumental du diploscope, nous avons montré comment il permettait, soit de solliciter séparément la vision simultanée et la vision binoculaire, soit de les associer l'une à l'autre, avec la possibilité cependant de déterminer le champ particulier à chacune d'elles.

Nous avons vu comment, en révélant la diplopie physiologique, le diploscope pouvait nous renseigner sur les troubles existants dans ces deux modes de vision, sur la nature et l'étendue des déviations des axes visuels.

Le diploscope n'est pas seulement un appareil de démonstration; il peut être aussi employé à remédier aux différents troubles de la vision binoculaire et à leurs fâcheuses conséquences en provoquant l'action synergique des muscles de l'œil, grâce à laquelle les axes visuels sont dirigés normalement et conjugués sur le point de fixation.

Par sa double action sur la fonction sensorielle et motrice de la vision, le diploscope est un instrument parfait de physiothérapie oculaire.

Nous allons exposer successivement son mode d'emploi au cours de la correction des anisométropies sans déviation apparente et du strabisme concomittant ou fonctionnel.

CHAPITRE Ier

I. — Anisométropie.

Le terme anisométropie exprime l'inégalité de réfraction existant entre les deux yeux d'un même sujet.

Envisageons trois cas :

1° Très légère inégalité de réfraction.

Les deux yeux ont acuité visuelle sensiblement égale.

Dans ce cas, l'anisométropie peut ne présenter aucun inconvénient. Parfois pourtant, elle occasionne une gêne considérable chez certains sujets nerveux ou débilités, ou encore chez d'autres bien portants dont la profession exige une vision absolument normale.

Une différence de $0^{D}50$ suffit parfois pour provoquer des sensations pénibles (douleurs du globe, céphalée, fatigue rapide) qui paraissent être uniquement la conséquence d'un trouble de la vision binoculaire.

2° Inégalité de réfraction de 3, 4, 6 dioptries et plus.

Dans ce cas, l'anisométropie incommode beaucoup moins le patient.

En raison de la différence assez grande de réfraction, les deux yeux ne sont jamais impressionnés par des images également nettes. La vision binoculaire est impossible.

Il y a vision simultanée et perception d'images d'inégales grandeurs; pour éviter la gêne provoquée, la vision devient alternante. Le sujet se sert tantôt d'un œil, tantôt d'un autre, suivant la distance à laquelle l'appareil dioptrique est le mieux adapté pour permettre la formation sur la rétine d'images nettes.

Ainsi, un œil myope sera utilisé pour la vision de près, tandis que son congénère emmétrope ou hypermétrope servira à la vision éloignée.

Il est nécessaire, pour que le jeu régulier de la vision alternante s'établisse, que les images de chaque œil soient neutralisées à tour de rôle.

Beaucoup de personnes utilisent ce mode de vision et le préfèrent même à la correction de leur amétropie qui, provoquant la vision simultanée sans la fusion, détermine souvent une gêne assez grande.

3° Un des yeux est amblyope; l'inégalité de réfraction est indifférente.

Il s'agit, dans ce cas, d'une amblyopie ex-anopsia, qui s'est établie progressivement chez un sujet dont un œil a été peu à peu exclu de la vision, parce qu'il n'était jamais impressionné que par des images imprécises; un vice de réfraction étant intervenu pour provoquer tout d'abord la neutralisation.

La vision monoculaire ne gêne pas le sujet, mais il est privé de tous les avantages de la vision binoculaire.

Quel que soit donc le degré de l'anisométropie, elle se traduit toujours par l'absence de la vision binoculaire, et, dans certains cas particuliers, par l'existence de troubles subjectifs pénibles qui sont liés, comme nous le verrons, à l'impossibilité de fusionner.

L'absence de la vision binoculaire trouve sa démonstration au diploscope.

Cette démonstration doit être faite pour la vision de loin et de près.

Nous pouvons constater que chez la plupart des anisométropes, l'exercice de la vision, au cours des différentes expériences, se traduit tantôt par un croisement, tantôt par un décroisement des lettres sur le pupitre, témoignant ainsi d'une déviation en dehors ou en dedans des axes visuels, alors que cependant il n'existe aucune déviation apparente des yeux.

Comment se fait-il que deux yeux, dont les axes visuels nous paraissent toujours bien dirigés, ne reçoivent pas chacun, en des points rétiniens identiques, l'image d'un objet et que, par conséquent, la fusion ne puisse se faire.

Si le défaut de conjonction des axes visuels au point de fixation n'est pas apparent, il existe néanmoins.

La discordance se produit en effet, mais elle ne s'exprime pas par une déviation visible.

Après un examen objectif qui, dans un cas d'anisométropie, nous aurait paru suffisant pour croire à la concordance des axes sur le point fixé, l'examen du diploscope prouve qu'il n'en est rien.

Il ne faut pas oublier, en effet, qu'une différence de réfraction, même légère, entre les deux yeux, a pour premier effet de dissocier la synergie fonctionnelle existant entre les forces d'accommodation et de convergence de l'un et de l'autre.

A des amétropies définies correspondent des efforts d'accommodation particuliers.

Un œil myope de 3 dioptries par exemple, n'a pas

besoin de faire aucun effort d'accommodation pour voir à la distance de 33 centimètres; si l'autre œil est emmétrope, il lui faudra utiliser, pour la même distance, une force accommodatrice de 3 dioptries.

Comme il existe un rapport constant entre l'action de la convergence et l'accommodation, il doit nécessairement en résulter pour de pareils yeux, et pour un point de fixation déterminé, une inégalité dans l'amplitude des mouvements de convergence de l'un et l'autre et une altération des mouvements associés normalement, un défaut de conjonction des axes visuels au point fixé.

Dans le cas que nous envisageons, cette dissociation n'aboutit pas à une déviation permanente et visible; mais la déviation existe pourtant et la preuve en est qu'il suffit de placer un anisométrope devant le diploscope pour qu'il accuse un trouble de la vision binoculaire.

Il n'est pas nécessaire d'ailleurs que l'altération des mouvements associés soit très grande pour s'opposer à la fusion; car, si légère qu'elle soit, elle se traduit immédiatement par un déplacement des lettres du test.

Et alors, on peut se rendre compte pourquoi la déviation n'est pas apparente; c'est qu'elle n'est pas fixe et qu'elle varie pour des distances différentes. Même pour un éloignement constant, la position des lettres déplacées change d'une seconde à l'autre; elles dansent, pour ainsi dire, devant les yeux, se rapprochant ou s'écartant, démontrant ainsi l'existence des oscillations des deux yeux et l'instabilité de l'équilibre des forces motrices habituellement parfaitement associées dans l'exercice de la vision binoculaire.

Pour que la fusion se fasse, il est nécessaire qu'il y ait une adaptation nouvelle des mouvements de convergence et d'accommodation laissant à chaque fonction une certaine indépendance, ou encore, que les verres viennent corriger le vice de réfraction et égaliser l'appareil dioptrique de chaque œil pour provoquer des efforts communs et identiques de la convergence et de l'accommodation à toutes les distances.

En résumé, pour toutes les raisons que nous avons données, on conçoit aisément qu'une déviation puisse exister à l'état latent, alors même que les yeux paraissent bien dirigés sur le point fixé.

II. — Correction des Anisométropies.

Nous ne pouvons ici rééditer, par le détail, toutes les opinions concernant la correction des anisométropies.

Quelques-uns se contentent de corriger seulement le meilleur œil, quand la différence de réfraction dépasse $1^{D}50$ ou 2 D; d'autres s'en remettent uniquement aux impressions du sujet.

Pour nous, nous pensons que la plupart des troubles subjectifs provoqués par l'anisométropie sont fonction de l'absence de vision binoculaire.

C'est pourquoi il y a toujours intérêt à corriger l'anisométropie lorsqu'il est possible d'assurer l'exercice de cette vision binoculaire.

Les observations publiées par Délogé dans sa thèse confirment notre opinion.

En règle générale, tous les troubles subjectifs, que nous avons signalés dans certains cas d'anisométropie légère, disparaissent très vite sous l'influence de la correction et des exercices diploscopiques; la vision binoculaire se rétablit, même dans les anisométropies fortes, et le sujet est prémuni de la sorte contre une déviation manifeste toujours possible.

Si nous avons eu quelques échecs, nous les attribuons à l'indocilité du sujet, à son état nerveux ou à son manque de patience; il ne faut pas oublier que l'emploi du diploscope exige de sa part une certaine intelligence et de la docilité, et que le médecin doit s'armer de la plus grande patience pour mener à bien les expériences et le traitement.

III. — Règles générales du Traitement.

Il ne faut jamais prescrire de verres correcteurs sans contrôler, au grand et au petit diploscopes, si la vision binoculaire existe.

S'il est impossible de trouver immédiatement les verres utiles, il faut corriger les amétropies suivant les règles habituelles et faire faire des exercices avec les deux diploscopes jusqu'au moment où la fusion est réalisée.

S'il y a neutralisation, il faut la vaincre d'abord pour obtenir la vision simultanée, puis la fusion.

S'il y a amblyopie, tâcher de rétablir une acuité visuelle suffisante de l'œil, vaincre la neutralisation si elle se fait, puis provoquer la fusion.

1° *Choix de verres correcteurs.*

Il arrive bien souvent que des sujets auxquels on pense avoir prescrit une bonne correction, assurant à chacun des yeux isolément et aux deux ensemble le maximum d'acuité visuelle, ne peuvent supporter leurs verres et en éprouvent une gêne souvent très grande (fatigue, douleurs fronto-orbitaires) apparaissant après un travail même peu prolongé.

Examinons ces sujets au diploscope avec leur correction (expérience à 3 lettres verticales ou horizontales), nous constatons que les deux yeux ne fusionnent pas, qu'il y a soit de la divergence, soit de la convergence.

Il suffit alors d'augmenter ou de diminuer, suivant les cas, la valeur réfringente du verre, d'écarter ou de rapprocher les centres, redresser ou incliner les axes des cylindres, pour arriver, par tâtonnements, à rétablir la vision binoculaire parfaite.

La correction qui donne ce résultat est toujours bien tolérée et ne provoque plus aucun trouble.

Il semble résulter de ces faits que, à tel défaut de l'appareil dioptrique de l'œil, ne doit pas toujours correspondre la correction optique donnant la meilleure acuité, car, même en s'inspirant des règles habituelles, on n'obtient pas toujours de bons résultats.

L'appareil de la vision avec les deux yeux et son fonctionnement sont si complexes, qu'il paraît difficile d'établir des règles fixes pour chaque cas particulier.

Le diploscope seul permet de faire le dosage rationnel de la force réfringente des verres à employer.

C'est pour cela qu'il est indispensable de contrôler toujours avec cet appareil toutes les corrections prescrites, même lorsque l'examen le plus approfondi permet de conclure à une égalité complète de réfraction entre les deux yeux.

2° *Malgré plusieurs essais de verres différents, la fusion n'a aucune tendance à se faire; il y a seulement vision simultanée.*

Avant tout il faut corriger le vice de réfraction selon les règles habituelles.

Les expériences (n°s 2 et 4), à 2 et 4 lettres, nous permettent de constater l'existence de la vision simultanée et nous renseignent sur la nature de la déviation.

Il faut alors, pour solliciter la fusion, utiliser le dispositif à 3 lettres verticales ou horizontales (n° 3) ou à une lettre (n° 1) et les lettres les plus grandes. (Devant les lettres DOG du test, le sujet lit DOOG par exemple.)

C'est à ce moment que le sujet et le médecin doivent s'armer de patience, car le travail nouveau auquel les yeux sont soumis provoque, dans le fonctionnement de l'appareil de vision, des hésitations qui se traduisent par des oscillations des lettres qui s'écartent ou se rapprochent, se croisent ou se décroisent.

Une des lettres peut même être neutralisée si, par fausse projection, elle vient se superposer sur une lettre perçue par l'autre œil.

Peu à peu, les oscillations deviennent moins fréquentes, leur amplitude diminue, les lettres tendent à s'immobiliser à une place définie.

Le médecin doit, au cours de l'expérience, indiquer ce que le sujet doit voir, lui expliquer que les deux lettres semblables qu'il perçoit doivent se réunir pour n'en former qu'une; le sujet lui-même doit avoir un rôle actif; il peut, en effet, par un effort volontaire, provoquer les mouvements nécessaires à la fusion, et il en trouve la mesure dans le rapprochement des deux images de la lettre dédoublée.

Au bout d'un quart d'heure, une demi-heure, parfois plus, parfois moins, la fusion se fait pendant quelques secondes, puis le dédoublement se reproduit jusqu'au moment où l'équilibre s'établit définitivement d'une façon stable et permanente. La vision binoculaire est rétablie.

On recommence les expériences avec des lettres correspondant à une acuité visuelle de plus en plus grande pour arriver à celle qui a été préalablement déterminée devant l'échelle optométrique.

Il est nécessaire de procéder aux mêmes opérations avec le petit diploscope.

Lorsqu'elles ont toutes donné de bons résultats pour la vision rapprochée, comme pour la vision éloignée, on peut conclure que la vision binoculaire existe.

On procède enfin à des expériences à lettres multiples, 5-6-7-8-10, qui se rapprochent davantage des conditions de la vision normale, dans tous les plans et toutes les directions à la fois.

Il est quelquefois nécessaire de procéder à des expériences pendant deux ou trois séances; mais les résultats se maintiennent indéfiniment et si, par hasard, dans la suite, ce qui est rare, une nouvelle altération se reproduit, quelques exercices peu prolongés en ont vite raison.

Même avec des anisométropies assez élevées et quand la vision simultanée peut être immédiatement provoquée, la vision binoculaire se rétablit également après une ou deux séances.

Au cours des exercices, le médecin juge s'il doit modifier la correction pour obtenir plus rapidement un bon résultat.

3° *Il y a neutralisation de toutes les images.*

Lorsque par la vision alternante, l'œil se soustrait aux inconvénients de la vision simultanée, il est nécessaire que toutes les images de l'œil non utilisé soient neutralisées.

La neutralisation se produit indistinctement et à tour de rôle pour chaque œil.

Cette habitude supprime la gêne qui peut résulter du défaut de fusion des images dédoublées d'un même objet et perçues simultanément.

La plupart des anisométropes recourent à la neutralisation, assez souvent quand il existe une inégalité de réfraction légère, presque toujours lorsque cette inégalité dépasse deux dioptries.

Au diploscope, on constate cette neutralisation, soit par l'expérience n° 2 ou 4 (2 ou 4 lettres horizontales ou verticales); un des yeux ne voit pas les deux lettres qui se trouvent normalement dans son champ de vision.

Si l'œil droit neutralise par exemple dans l'expérience à 4 lettres horizontales sur la face du test (DOGE), le sujet lit seulement OE.

Dans l'expérience à 3 lettres, il lit OG.

Comment arriver à provoquer l'activité sensorielle des deux yeux en même temps ?

L'amétropie est d'abord corrigée selon les règles habituelles.

a) Un premier procédé consiste à faire des expériences de vision simultanée (n° 2 ou 4).

Il semble, en effet, que quand chaque œil séparément reçoit des images d'objets différents et que la vision binoculaire n'est pas sollicitée, les impressions lumineuses et les images formées provoquent plus facilement le travail des centres corticaux.

Les yeux perdent ainsi l'habitude qu'ils ont contractée de s'exclure momentanément de la vision, parce qu'ils reçoivent simultanément des images nettes, grâce à la correction du vice de réfraction.

L'expérience n° 2 (2 lettres verticales) paraît donner les résultats les plus favorables et les plus rapides.

Cela s'explique probablement par la direction anormale imposée aux axes visuels des deux yeux qui ne sont pas habitués à neutraliser en pareille position.

En règle générale, dans les anisométropies légères, la neutralisation cesse assez rapidement.

Il suffit de fermer, pendant quelques instants, l'œil qui perçoit les lettres, puis de le rouvrir, et de répéter à plusieurs reprises ces mouvements, pour que l'œil dont les lettres sont neutralisées se laisse, à un moment donné, impressionner en même temps que l'autre, lorsque les deux sont ouverts.

En sollicitant, par ce procédé, la vision à une distance où se fait d'habitude la neutralisation, on provoque par surprise simultanément une impression instantanée d'abord, qui, à la suite de plusieurs essais, tend à devenir définitive.

Le médecin peut d'ailleurs lui-même déterminer à son gré la durée des impressions alternatives, en couvrant lui-même et à tour de rôle les yeux du sujet, grâce aux opercules dont sont munies les lunettes du diploscope.

Quand la neutralisation est vaincue, on procède à l'expérience à 3 lettres verticales ou horizontales, on cherche à provoquer la fusion, comme nous l'avons expliqué plus haut, et l'on termine enfin par des expériences plus compliquées pour assurer une guérison complète et définitive.

b) Lorsque ce procédé ne réussit pas et que la neutralisation tarde à disparaître, il faut avoir recours au suivant :

Il consiste à réveiller la fonction sensorielle, momentanément annihilée, en remplaçant les lettres neutralisées par des index colorés.

Sur le test supérieur du pupitre, quatre faces sont exclusivement réservées à cet effet.

Une des faces porte quatre couleurs, la deuxième et la quatrième présentent deux lettres et deux index colorés, la troisième quatre grandes lettres pour produire de grandes images.

Sur les deux faces portant deux lettres et deux couleurs, ces dernières sont placées de telle façon qu'elles puissent être vues sur l'une par l'œil droit, sur l'autre par l'œil gauche.

Si les deux yeux neutralisent à la même distance alternativement, il faut utiliser le test aux quatre couleurs, fermer tantôt un œil, tantôt l'autre, jusqu'au moment où le sujet perçoit les quatre couleurs en même temps et les désigne par leur teinte; puis replacer les couleurs par les grandes lettres et s'assurer qu'il les lit toutes.

Si la neutralisation s'effectue par un œil seul, le gauche par exemple, il faut présenter au sujet la face à deux lettres et deux couleurs où ces dernières sont disposées pour être perçues seulement par l'œil gauche. L'œil droit est fermé, l'œil gauche perçoit les couleurs. Puis, les deux yeux sont ouverts; si les couleurs disparaissent, il faut répéter l'opération jusqu'au moment où elles déterminent une impression persistante quand l'autre œil est ouvert et lit les lettres.

Quand ce résultat est obtenu, il faut rapidement substituer la face à quatre grandes lettres à la face précédente; quelquefois toutes les lettres sont lues exactement pendant quelques instants, puis celles qui correspondent à l'œil gauche tendent à disparaître. Il faut alors de nouveau disposer devant les yeux les deux couleurs et les deux lettres, puis les remplacer par les quatre lettres jusqu'au moment où elles sont toutes perçues de façon persistante.

La neutralisation est vaincue, il ne reste plus pour arriver au résultat parfait et rétablir la vision binoculaire, qu'à procéder comme dans les cas où la neutralisation n'intervient pas.

Pourquoi les couleurs triomphent-elles plus facilement de la neutralisation ?

La neutralisation consiste-t-elle en une anesthésie partielle ou totale et momentanée de la rétine ou bien les centres corticaux se refuseraient-ils, pour ainsi dire, à enregistrer et élaborer des impressions peu nettes ?

Et alors, dans ces cas, ce qui paraît paradoxal de prime abord, la membrane sensorielle réagirait mieux aux excitations faibles que déterminent les couleurs ou les centres visuels seraient plus facilement mis en action par l'impression colorée.

Il s'agit peut-être là d'un processus analogue à celui qui consiste à provoquer au niveau des terminaisons nerveuses pour remédier aux troubles de la sensibilité, ou de la motilité des excitations d'abord très faibles, puis progressivement croissantes.

Il est en tout cas certain que ce sont les couleurs dont l'éclat est le plus faible qui font disparaître le plus rapidement la neutralisation.

Or, la sensibilité de l'œil normal aux variations d'éclat diminue beaucoup pour les couleurs les plus éloignées du centre du spectre (Mascart), et ce sont précisément les couleurs extrêmes, rouge, bleu, les moins lumineuses qui sont utilisées avec le plus de succès pour vaincre la neutralisation.

Trannin trouve que, dans un spectre de réfraction bien éclairé, la fraction de lumière appréciable serait représentée en dix millièmes par les nombres qui suivent :

Rouge extrême	82
Rouge	53
Jaune orangé......................	13,4
Bleu	73
Bleu plus éloigné................	93

Nichols l'exprime en centièmes et donne les chiffres suivants :

Rouge	2,45
Jaune	1,14
Vert	1,34
Bleu	2,30
Violet	2,35

Si donc on tient compte des analogies physiques existant entre les vibrations lumineuses et les vibrations électro-magnétiques, on peut en conclure qu'elles peuvent avoir les mêmes effets physiologiques.

De même que les terminaisons nerveuses d'un muscle paralysé réagissent d'abord mieux à un courant électrique de faible intensité, de même la fonction rétinienne sensorielle, momentanément annihilée, réagit mieux aux excitations faibles que déterminent sur elle les couleurs et principalement le rouge et le bleu.

4° *Un des yeux est amblyope.*

Il faut dans ce cas, avant toute chose, donner à l'œil amblyope une bonne acuité visuelle.

Il est bien entendu qu'on ne peut parvenir à un pareil résultat, que si la membrane rétinienne ne présente aucune altération anatomique provoquant une incapacité fonctionnelle irrémédiable. Il s'agit, en un mot, uniquement de l'amblyopie ex-anopsia.

L'amblyopie par défaut d'usage est assez fréquente; on peut la constater sur des yeux présentant des vices de réfraction même peu importants; néanmoins, c'est surtout dans les cas d'anisométropie forte qu'on la rencontre le plus souvent.

Elle se guérit d'ailleurs, à de rares exceptions près, d'autant plus vite que le vice de réfraction est moins grand et qu'elle date de moins longtemps.

Autrefois, on procédait en fermant l'œil sain pendant un certain temps et plusieurs fois par jour pour provoquer la fonction de l'œil amblyope; mais, outre que ce moyen ne paraît pas pratique, il ne donne des résultats appréciables que très lentement.

Le procédé de Rémy le plus commode est le suivant :

Il consiste à placer le sujet, après occlusion de l'œil sain, devant l'échelle optométrique et à lui faire lire, à la distance la plus éloignée possible, les caractères de l'échelle, les plus grands d'abord, en lui montrant avec le doigt les lettres qu'il doit lire comme pour le faire épeler, les faire énoncer, puis passer à de plus petites, recommencer plusieurs fois à la même distance en changeant les lettres, puis éloigner progressivement le sujet du tableau.

Il est nécessaire quelquefois au début de placer le

sujet à dix ou vingt centimètres des lettres et même plus près pour qu'il commence à les percevoir.

Quand le sujet lit quelques lignes à une certaine distance, on le laisse travailler seul. Cette manière de procéder est sans aucun doute très fatigante et demande beaucoup de docilité de la part du sujet; mais les résultats sont souvent très rapides et il est possible de gagner rapidement quelques dixièmes d'acuité au cours d'exercice ayant duré tout au plus une demi-heure. Il n'est pas rare de constater que l'acuité visuelle d'un œil de 0,04 ou même 0,02 avant tout exercice, s'élève à 0,1 après une seule séance.

L'acuité 0,1 une fois obtenue, on peut commencer les exercices diploscopiques. Si la neutralisation se fait, il faut chercher à la vaincre par les moyens que nous avons indiqués, puis solliciter et rétablir la fusion.

Il n'est d'ailleurs pas rare, au cours de ces exercices, de voir l'acuité visuelle de l'œil amblyope se relever rapidement et la fusion se faire avec des lettres plus petites correspondant à une acuité de plus en plus élevée.

Nous avons obtenu dans plusieurs cas un relèvement très rapide de l'acuité visuelle chez des hypermétropes amblyopes en faisant agir sur leurs yeux, dans certaines conditions, les rayons calorifiques rouges qui ont une action excitante bien connue sur le système nerveux.

CHAPITRE II

I. — Strabisme.

Dans les lignes qui suivent, nous entendons, par strabisme, toutes les déviations apparentes des yeux résultant d'un trouble fonctionnel de l'appareil sensoriel et moteur de la vision binoculaire, à l'exclusion des déviations paralytiques.

On peut dire qu'il y a strabisme chaque fois que les lignes visuelles ne se rencontrent pas au point sur lequel se porte l'attention de l'individu (Landolt).

Et alors, ou bien ce strabisme ne se manifeste par aucune déviation apparente des yeux et l'examen subjectif seul nous révèle son existence, il y a strabisme latent; ou, au contraire, le strabisme se traduit par une déviation de l'un des yeux appréciable à l'examen objectif.

Les travaux de Donders, Parinaud, Landolt, etc., concourent à établir que le strabisme, d'abord latent, résulte de l'absence de synergie fonctionnelle entre les yeux, caractérisée par une altération des actions normalement combinées en vue de la conjonction des axes visuels sur le point de fixation, et provoquée par une dissociation des efforts de convergence et d'accommodation des yeux impressionnés par des images inégales, s'opposant, en définitive, à l'exercice de la vision binoculaire.

La déviation apparente est la dernière expression de ce trouble.

En effet, pour se soustraire à la gêne occasionnée par l'absence de vision binoculaire, un des yeux qui s'est progressivement exclu de la vision par neutralisation d'abord, finalement par amblyopie, affecte une déviation qui lui est imposée, en général, par la nature de son vice de réfraction.

En raison des modifications anatomiques produites au niveau des muscles et de la capsule, la déviation tend à devenir définitive, déterminant dans tout le champ du regard un rapport anormal, entre les axes visuels des deux yeux avec limitation des champs excursifs de l'œil dévié principalement.

Nous ne pouvons nous étendre ici sur l'étiologie du strabisme, ce que nous savons sur la pathogénie nous donne des indications amplement suffisantes pour déterminer les conditions de son traitement orthoptique. Il paraît d'abord logique, pour empêcher une déviation latente de devenir apparente ou pour faire disparaître cette dernière, quand elle est établie, d'agir également sur les deux yeux pour provoquer les mouvements combinés et synergiques d'association, autrement dit, la conjonction des axes visuels au point de fixation et le rétablissement de la vision binoculaire.

En étudiant l'anisométropie et sa méthode de correction, nous avons vu comment il était possible de remédier à la déviation latente en agissant sur les deux yeux à la fois.

La déviation définitive et apparente ressortit soit au traitement chirurgical, soit au traitement orthoptique ou à tous les deux combinés.

Mais, de toute façon, l'action thérapeutique, et l'expérience le démontre de plus en plus, doit être répartie sur les deux yeux.

C'est ainsi que procèdent, par des moyens différents, mais dans le même but, le professeur de Lapersonne et le Dr Landolt au cours du traitement chirurgical du strabisme.

Le traitement orthoptique doit être conduit en s'inspirant également des mêmes principes.

Toutefois, l'opération chirurgicale n'est que le premier temps de la correction de la déviation, elle agit seulement sur l'effet sans faire disparaître la cause. La restitution *ad integrum* n'est complète que lorsque la vision binoculaire est possible, et les exercices diploscopiques sont seuls capables de rétablir ce mode de vision.

C'est pourquoi le traitement orthoptique, sans intervention préalable, paraît plus rationnel, puisqu'il s'attaque tout d'abord à la cause en sollicitant la fusion, et, comme celle-ci n'est possible sans une direction conjuguée des axes visuels, l'effet, c'est-à-dire la déviation, peut du même coup être supprimé.

De là à conclure que tous les strabismes concomitants quel que soit leur degré doivent céder devant le diploscope, il n'y a qu'un pas.

Ce pas ne doit pas être franchi aussi vite. Sans doute, tant qu'il s'agit de déviations récentes, ou en voie de s'établir, et des formes périodiques ou alternantes du strabisme avec une acuité visuelle de l'œil dévié assez bonne, sans vice de réfraction trop grand, les résultats sont bons, assez rapides et définitifs.

Mais il ne faut pas oublier que la déviation s'accompagne presque toujours de modifications anatomiques des muscles et de la capsule qui tendent à fixer l'œil dans la position acquise et que plus le strabisme est ancien, plus ces modifications sont importantes.

De même qu'une excitation électrique ne produira aucun ou peu d'effet sur un muscle dont les éléments sont dégénérés et fibreux, de même, le traitement orthoptique, qui a pour but de provoquer certains mouvements de la musculature extrinsèque de l'œil, grâce à des excitations sensorielles, aura peu d'action sur des muscles affaiblis et contrariés dans leurs efforts par les néoformations fibreuses de la capsule.

C'est pourquoi l'opération chirurgicale reste le seul remède des déviations anciennes avec mauvaise acuité et vice de réfraction assez considérable, et, dans ce cas, le diploscope ne peut être utilisé que pour compléter et assurer la guérison.

A plus forte raison faut-il recourir de parti-pris à l'intervention chirurgicale, lorsque l'acuité de l'œil est presque nulle ou que des altérations de la rétine ne laissent pas espérer le rétablissement de la vision binoculaire et qu'un effet esthétique est seul possible et désirable.

II. — Indications du Traitement orthoptique.

Le diploscope donne de bons résultats dans les cas suivants :

1° Après le traitement chirurgical, pour rétablir la vision binoculaire et confirmer définitivement la guérison.

La déviation apparente n'existe plus, mais il y a encore un strabisme latent.

Dans ce cas, la neutralisation quand elle se produit est beaucoup plus difficile à vaincre que dans l'anisométropie simple et le bon fonctionnement de la vision binoculaire est obtenu beaucoup moins rapidement.

2° Quand l'observation permet de constater chez les enfants et les sujets jeunes, une tendance à la déviation de l'un des yeux.

L'effet des exercices diploscopiques est, en général, rapide, et les résultats sont presque toujours très bons.

3° Quand une déviation établie et d'un degré moyen se présente chez un jeune sujet n'ayant pas une amétropie trop considérable, avec ou sans amblyopie.

Le traitement orthoptique agit plus lentement, mais il donne de bons résultats.

Dans tous ces cas, le sujet doit être porteur de la correction de son vice de réfraction, donnée suivant les règles habituelles, et, de préférence, après atropinisation, en se réservant la faculté, au cours des épreuves diploscopiques, de modifier cette correction, si l'emploi de verres différents provoque plus facilement la tendance à la fusion.

S'il y a de l'amblyopie, elle doit être traitée tout d'abord comme nous l'avons indiqué plus haut.

III. — Prismes.

Dans l'anisométropie, où le système des muscles extrinsèques a gardé toute sa souplesse, où rien ne s'oppose aux mouvements normaux d'excursion des yeux et où les images se forment, en général, très près de la fovea, on utilise les prismes très rarement; l'action des verres sphériques et cylindriques suffit à ramener les images en bonne place.

Dans le strabisme apparent, au contraire, les prismes trouvent fréquemment leur emploi.

D'abord, plus la déviation est grande, plus les images se forment loin de la fovea et, par conséquent, sollicitent d'autant moins l'exercice de la vision binoculaire, qu'elles sont plus éloignées des points rétiniens identiques; d'autre part, en raison des altérations anatomiques, musculaires et capsulaires, les mouvements de l'œil sont limités dans certaines directions du champ de regard.

Pour ces deux raisons, il serait impossible de rémédier à la déviation, si le déplacement que le prisme fait subir aux images et l'excitation sensorielle qui en est la conséquence n'avaient pour résultat de provoquer plus facilement les mouvements nécessaires à ramener les axes visuels en bonne direction.

En résumé, les prismes contribuent à rétablir la vision

binoculaire en amenant, sur des points rétiniens identiques, les images qui doivent être fusionnées et, par conséquent, viennent en aide, dans une certaine mesure, à l'incapacité fonctionnelle des muscles affaiblis ou contracturés, qui, grâce aux exercices, deviendront peu à peu capables d'efforts suffisants et coordonnés.

Les rayons, qui traversent l'angle réfringent d'un prisme, sont toujours réfractés de telle sorte que le point lumineux qui les émet paraît dévié du côté du sommet du prisme.

Lorsque l'on interpose un prisme devant l'œil sur la lunette du diploscope, l'image des lettres se trouve donc toujours déplacée du côté du sommet du prisme et d'une distance proportionnelle aux degrés de l'angle de déviation.

Combiné avec un verre sphérique ou sphérocylindrique, le sommet du prisme sera dirigé tantôt du côté nasal, tantôt du côté temporal, quelquefois en haut ou en bas suivant les cas.

On peut placer, devant l'œil strabique, un prisme correspondant au degré de la déviation, mais il est préférable de répartir l'effet prismatique sur les deux yeux. Pour obtenir ce résultat, on place, devant chaque œil, un prisme dont le degré est égal à la moitié du nombre de degrés du prisme précédent.

La correction doit se faire progressivement, une fois que le degré du prisme nécessaire est déterminé, on le remplace par un autre ayant une graduation plus faible de 1° ou 2° afin de provoquer un léger effort des muscles; lorsque la fusion est réalisée, on diminue de nouveau de deux degrés, jusqu'au moment où les prismes ne sont plus indispensables pour aider au travail des muscles.

Il est souvent très utile, pour confirmer la guérison, lorsqu'elle est obtenue, de surcorriger la déviation en tournant le sommet du prisme en sens inverse et de provoquer ainsi un effort musculaire plus considérable des muscles qui doivent agir pour donner à l'œil une bonne direction.

Cependant, il ne faut pas croire que l'application de l'action réfringente du prisme est toujours mathématiquement conforme au degré des déviations oculaires mesurées objectivement. Il est bien souvent nécessaire de recourir à plusieurs essais avant de trouver le degré du prisme qui rétablit la vision binoculaire.

IV. — Traitement des différentes variétés du Strabisme concomittant.

Les principes généraux de la correction du strabisme par le diploscope établis, nous allons passer en revue les applications particulières à chaque cas.

Il est bien entendu qu'il faudra toujours, avant de procéder aux exercices, corriger les amétropies, remédier à l'amblyopie quand elle existe; enfin, vaincre la neutralisation si elle se produit; quand il y a vision simultanée, il devient seulement alors possible de provoquer la vision binoculaire.

1° Strabisme convergent.

La vision simultanée existe, le décroisement des lettres indique de la convergence. (Expérience n° 2, vision simultanée à deux lettres verticales.) Si la correction du vice de réfraction par les verres sphériques n'est pas suffisante; choisir un prisme à sommet nasal qui placera les lettres en bonne direction ou encore répartir la correction avec un prisme sur chaque œil. Puis passer rapidement à l'expérience n° 3 (trois lettres verticales).

Presque toujours, les mêmes prismes, qui rendaient la vision simultanée possible avec bonne projection, ne donnent pas immédiatement la vision binoculaire; la lettre du milieu vue avec les deux yeux est dédoublée, et se trouve accompagnée, dans son déplacement, par la lettre perçue en vision simultanée.

Il faut alors choisir le prisme qui rétablit la vision binoculaire parfaite; une fois trouvé, le remplacer par un prisme moins réfringent de un ou deux degrés, et diminuer progressivement jusqu'au moment où le prisme devient inutile.

Il arrive souvent que lorsqu'on supprime brusquement la correction prismatique, le déplacement des lettres se reproduit, mais il suffit de quelques exercices pour que la vision binoculaire soit rétablie rapidement.

Il est bon, au cours des expériences, de changer de temps à autre le dispositif, après les essais avec trois lettres verticales, passer aux trois lettres horizontales, puis aux expériences n°s 4, 5, 6, 7, 8, 10, avec des lettres de plus en plus petites, jusqu'au moment où la vision binoculaire est obtenue dans toutes les directions.

Si cela est nécessaire, on peut modifier la valeur réfringente des verres correcteurs sphériques et sphéro-cylindriques, ainsi que l'inclinaison des cylindres.

Enfin, il faut procéder à des exercices avec le diploscope pour la vision de près; de façon à s'assurer que la vision binoculaire existe aussi pour la distance de travail.

Lorsque la vision binoculaire s'effectue de loin comme de près, la déviation a disparu.

En tous cas, il ne faut jamais se contenter seulement de la correction objective et arrêter les exercices dès que les yeux paraissent être bien dirigés, il faut, au contraire, les continuer jusqu'au moment où la fusion est réalisée intégralement et d'une façon permanente.

Les déviations strabiques convergentes réclament parfois pour disparaître un nombre assez grand d'exercices, parce que la neutralisation est difficile à vaincre, et que, par conséquent, la vision simultanée s'établit plus tardivement. Même, lorsque le diploscope est utilisé pour la rééducation post-opératoire, la vision binoculaire est lente à réapparaître et il semble même que, dans ce cas, les modifications anatomiques apportées aux muscles par la tenotomie, par l'avancement, provoquent, malgré le redressement apparent, une désorientation fonctionnelle de l'appareil de vision binoculaire, telle qu'il est parfois aussi difficile et aussi long d'obtenir la fusion après l'intervention, qu'avec le traitement orthoptique employé seul.

C'est pourquoi il est toujours préférable de recourir à ce mode de traitement lorsque les indications que nous avons données sont nettes, et même de le tenter lorsqu'elles ne sont pas absolument précises.

En règle générale, on obtient des résultats d'autant plus rapides que l'acuité visuelle de l'œil dévié est meilleure, que le vice de réfraction est moins considérable et que les champs d'excursion sont moins limités. La jeunesse du sujet, un bon état général, de l'intelligence et le désir de guérir sont d'excellentes conditions pour obtenir le succès en cinq ou six séances.

A quel âge faut-il tenter de corriger le strabisme convergent ?

La réponse est subordonnée au degré d'intelligence et à la docilité de l'enfant. Dès qu'il est capable de lire et de donner lui-même au diploscope la traduction graphique de sa déviation et sa valeur, les exercices diploscopiques peuvent être commencés.

Ce n'est pas une raison d'ailleurs pour ne pas se préoccuper du strabisme avant ce moment; il faut donner à cinq ans et même quatre, si possible, la correction optique, si l'enfant qui louche la supporte sans inconvénients; elle a pour but de s'opposer au développement de l'amblyopie.

L'occlusion au bandeau, ou encore l'atropinisation de l'œil qui fixe, sont de bons moyens pour arriver à ce résultat.

2° Strabisme divergent.

Les exercices diploscopiques pour la correction du strabisme divergent sont les mêmes que ceux que nous avons indiqués pour le strabisme convergent. Ils doivent suivre la même progression.

Si les prismes sont indispensables, on doit placer le sommet des prismes du côté temporal.

La correction du strabisme divergent s'obtient toujours plus vite que celle du strabisme convergent pour deux raisons :

1° Les quatre cinquièmes des strabiques divergents environ sont myopes et la déviation ne s'installe que très tardivement quand la myopie se développe, il en résulte que l'œil dévié n'est pas amblyope par défaut d'usage, ce qui est presque la règle dans le strabisme convergent des hypermétropes dont l'œil est de bonne heure exclu de la vision.

De plus, dans le strabisme divergent, la neutralisation est rapidement vaincue.

2° Dans le strabisme convergent, le muscle droit interne contracturé est raccourci et se trouve immobilisé par les néo-formations fibreuses de la capsule; le muscle droit externe est affaibli, c'est pourquoi le traitement orthoptique agit beaucoup moins rapidement que dans le strabisme divergent où la déviation résulte surtout d'un relâchement du droit interne.

En n'envisageant d'ailleurs que le point de vue fonctionnel, on constate qu'il est beaucoup plus facile de provoquer dans les deux yeux des mouvements associés de convergence et que les mouvements contraires sont presque impossibles à faire exécuter.

Lorsque la divergence est difficile à obtenir, il faut employer le moyen indiqué par Rémy.

On présente au strabique, soit le doigt, soit un objet brillant, à 30 centimètres environ devant les yeux, et on l'engage à fixer. On y arrive en faisant loucher le sujet comme s'il devait regarder l'extrémité de son nez et on approche le doigt ou l'objet brillant de plus en plus.

Si ces derniers viennent à n'être plus fixés, il faut les retirer, puis recommencer. C'est pourquoi l'oculiste doit observer attentivement le mouvement des yeux pendant l'expérience.

Si ce moyen ne réussit pas, Rémy provoque, avec la

convergence, un mouvement des yeux aussi abaissé que possible. Il suffit, pour arriver à ce résultat, de présenter le doigt près du menton du sujet dont la tête est en même temps fortement portée en arrière, puis on élève peu à peu le doigt.

Dès que la convergence est possible, on a recours aux exercices diploscopiques.

3° Strabisme vertical.

Le traitement des déviations verticales est conduit suivant des règles analogues à celui des déviations horizontales.

L'arête du prisme, s'il est employé, est dirigé, soit en haut, soit en bas, suivant les cas, pour ramener les lettres en bonne position.

Presque toujours d'ailleurs, les déviations verticales sont combinées avec les déviations horizontales.

Mais, la plupart du temps, il n'y a pas lieu de se préoccuper de la déviation verticale.

Ainsi, dans le strabisme convergent des enfants, où il n'est pas rare que l'œil se déplace en haut et en dedans, la déviation supérieure et la déviation en dedans sont corrigées en même temps, sans qu'il soit nécessaire de donner à l'arête du prisme une inclinaison particulière.

APPENDICE

LE DIPLOSCOPE ET LES EXPERTISES MÉDICO-LÉGALES

I. — Pour reconnaître rapidement, à la simple lecture des lettres des différents dispositifs, que les unes sont perçues par l'œil droit, les autres par l'œil gauche, il faut être très initié au fonctionnement du diploscope et au mécanisme de la vision dans cet appareil.

Malgré même une grande habitude, il est nécessaire de fermer alternativement les yeux pour désigner, dans les expériences un peu compliquées, les lettres vues par l'un et l'autre œil.

A plus forte raison, un sujet ignorant ou non-averti placé devant la lunette du diploscope, les deux yeux bien ouverts, ne peut-il, du premier coup, faire la distinction exacte des lettres vues par l'œil droit et de celles vues par l'œil gauche.

C'est pourquoi au cours des expertises médico-légales, lorsque nous devons nous prononcer sur la valeur de l'acuité visuelle d'un œil, il nous sera facile de contrôler les affirmations du sujet, qui, dans le diploscope, ne peut voir avec chaque œil que des lettres différentes, mêlées dans toutes les directions, sans qu'il puisse se rendre compte par quel œil chacune d'elles est vue.

Supposons le cas d'un blessé ou d'un malade qui ne simule pas et soumettons-le au contrôle de l'expérience (n° 4), 4 lettres horizontales de l'acuité 0,1, DOGE ou même des lettres plus grosses du test inférieur TOBY.

Le sujet accuse une acuité visuelle égale à 0,04 de l'œil gauche. Il peut lire seulement avec son œil droit les lettres DG ou TB.

S'il invoque seulement une diminution moins considérable de vision, il est nécessaire de lui présenter seulement les lettres correspondant à une acuité supérieure à celle qu'il dit avoir.

S'il prétend, par exemple, ne voir de son œil gauche que les lettres de 0,2, MARI, on les remplace par les lettres de 0,4, BASE, il ne peut plus lire avec son œil gauche les lettres AE et il répond qu'il voit BS.

Le sujet sincère dans ses réponses n'hésite pas, mais il n'en est pas de même pour le simulateur.

S'il n'est pas prévenu, peut-être donnera-t-il immédiatement dans le piège; si, au contraire, il a déjà été soumis à des procédés différents d'expertises, s'il se méfie des expériences auxquelles on le soumet, et s'il est intelligent, il fait attendre sa réponse; il tâche de fermer un œil très rapidement par clignements ou donne des indications au hasard.

Dans la majorité des cas, la simulation est très vite dépistée; mais, comme on peut avoir à examiner des sujets plus ou moins renseignés, il est nécessaire de s'entourer de précautions. Tout d'abord, il est indispensable de préparer chacune des expériences en dehors de la présence du sujet, ou cacher l'écran en se plaçant devant pendant sa préparation.

Le tube noirci du diploscope de Rémy aurait l'avantage d'empêcher le simulateur de pouvoir faire vite l'analyse du dispositif de l'écran, mais il semble plutôt nécessaire que le sujet se rende bien compte de la place des trous puisque c'est précisément dans l'interprétation fausse du rapport existant entre les positions respectives des trous et des lettres que se trouve le piège tendu.

Comme il ignore le croisement des axes d'impression au niveau de ces trous, il aura nécessairement une tendance à croire que chaque œil ne doit voir que les lettres qui se trouvent encadrées dans les trous situés en face de lui; que les lettres lues dans les trous de droite sont vues par l'œil droit et que celles qui sont lues dans les trous de gauche sont vues par l'œil gauche.

Il y a tout avantage pour l'expert à contrôler lui-même, avant l'épreuve, le dispositif employé, de façon à pouvoir interpréter très rapidement la réponse faite.

Il est bon également, pour surprendre le sujet, de découvrir brusquement le dispositif préparé d'avance et, à cet effet, les opercules dont sont munies les lunettes d'essai peuvent rendre un très réel service.

D'autre part, il faut ne pas perdre de vue les yeux du sujet et au moindre clignement des paupières, au moindre mouvement des yeux, changer l'expérience.

Le simulateur est placé devant le diploscope, l'expérience (n° 4) à 4 lettres horizontales étant préparée avec les lettres TOBY du test inférieur du pupitre. Voyant deux trous et quatre lettres, il est persuadé que deux d'entre elles TO situées à gauche sont lues par l'œil gauche et que les deux autres lettres BY le sont par l'œil droit.

S'il prétend donc avoir perdu la vision de son œil droit et qu'il affirme voir seulement les deux lettres TO, la supercherie est manifeste, puisqu'il ne peut voir le T qu'avec l'œil droit.

Dans le cas où le simulateur invoque seulement une diminution de l'acuité visuelle de son œil droit, il est nécessaire d'abord de déterminer, devant l'échelle optométrique, le degré d'acuité avoué de cet œil; puis substituer aux grosses lettres TOBY, celles qui correspondent à une acuité supérieure de deux dixièmes au moins à celle qu'il prétend avoir de cet œil. Si les deux lettres de gauche sont lues, une d'elles ne peut l'être que par l'œil droit. En conséquence, la simulation est évidente.

Les grands orifices cylindriques de l'écran à huit trous constituent un dispositif plus simple et il est très rare que le simulateur ne s'y laisse pas prendre. Placé en effet devant deux grands orifices, le sujet qui cherche à tromper l'expert est persuadé que s'il avait réellement perdu la vision d'un de ses yeux, il ne pourrait lire les lettres qui sont encadrées par l'orifice situé en face de cet œil. Et il prétend alors qu'il ne peut lire seulement que les lettres placées en face de l'autre. Or, les axes d'impression des lettres extrêmes sont croisés. Comme dans les expériences précédentes, c'est avec l'œil prétendu malade qu'une des lettres encadrées par l'orifice cylindrique opposé est lue.

L'expérience n° 3, à 3 lettres horizontales, peut également être utilisée par l'expert. Le simulateur se trompe encore parce qu'il ignore le mécanisme de la vision dans le diploscope.

Bien souvent d'ailleurs, dans cette expérience à 3 lettres, il dit n'en pouvoir lire qu'une. D'abord, il est bien persuadé qu'il ne doit pas pouvoir lire la lettre placée dans le trou correspondant à l'œil prétendu malade, mais il n'est pas sûr aussi que la lettre du milieu doive être lue par l'œil sain ou par l'autre et alors il lit la seule lettre qu'il lui serait impossible de voir s'il était sincère.

On peut également réaliser une expertise avec deux lettres en couvrant avec du papier blanc la lettre du milieu O dans DOG de l'expérience à 3 lettres.

Le simulateur prétendant ne pas voir de l'œil gauche, lira la lettre G, parce qu'il croit que cette lettre se trouve en face de son œil droit; or, c'est l'œil gauche qui seul peut voir le G.

Les expériences à 2, 3 ou 4 lettres sont les plus simples et suffisent, dans la plupart des cas, à révéler les supercheries, mais si les réponses ne sont pas précises, s'il y a de l'hésitation, si, d'autre part, on a remarqué un léger clignement d'une des paupières ayant permis peut-être au simulateur de reconnaître les lettres qui appartiennent à un des yeux, il est nécessaire de le soumettre à des épreuves compliquées, grâce au plus grand nombre de lettres que chaque œil doit pouvoir lire (expérience n° 5, 6, 7, 8, 10).

Avant chaque épreuve, l'expert lui-même, pour pouvoir analyser rapidement les réponses, doit contrôler le dispositif et connaître exactement toutes les lettres que le sujet ne doit pas pouvoir lire si un de ses yeux a réellement perdu la vision.

II. — Dans certains cas cependant des difficultés peuvent se présenter au cours de l'expertise.

Il se peut que l'œil prétendu malade soit réellement incapable de voir dans le diploscope quand les deux yeux sont ouverts, bien qu'il ait néanmoins une bonne acuité visuelle.

En effet, antérieurement à la maladie ou à la blessure invoquée comme cause de la diminution de la perte de la vision, le sujet, malgré une assez bonne acuité de l'œil, pouvait avoir l'habitude de neutraliser ses images, et alors, bien que l'acuité n'ait pas été sensiblement diminuée du fait de la maladie ou de l'accident, la neutralisation continue à se faire. Il n'y a pas vision simultanée.

Et le simulateur donne, dans ce cas, une réponse qui paraît justifier ses allégations et nous induit en erreur.

D'autre part, il se peut également qu'un œil réellement affaibli par un traumatisme neutralise et que, par conséquent, même s'il a conservé une acuité supérieure à celle qui est avouée, la simulation ne puisse être dépistée.

C'est pourquoi il faut empêcher que l'œil sain puisse voir, sans que le sujet s'en rende compte.

Le procédé indiqué par Bourdeaux consiste à utiliser la suppression des images de l'œil sain, grâce aux couleurs complémentaires. Nous procédons de la façon suivante :

Sur l'écran à 8 trous, nous avons fait adapter deux verres de couleur rouge et vert qui peuvent être placés alternativement sur les trous 1 et 2 pendant qu'un verre rouge ou vert est glissé dans la lunette d'essai, soit à gauche, soit à droite, suivant le cas.

Un exemple va nous permettre de nous rendre compte comment nous pouvons éteindre les images de l'œil sain et provoquer la fixation de l'œil qui neutralise, sans que le simulateur s'en doute.

Supposons qu'un sujet prétende avoir perdu la vision

de l'œil gauche et que, soumis aux différentes épreuves que nous venons d'indiquer, il ait répondu au cours de l'une d'elle (trois lettres horizontales QUI de la plaque supérieure du pupitre), à l'expert qui l'interroge, je vois QU.

On est alors tenté de croire que réellement le sujet ne voit pas de son œil gauche puisqu'il ne lit pas la lettre I.

Or, il se peut tout simplement qu'il y ait neutralisation de la lettre I par l'œil gauche, bien que celui-ci ait une bonne acuité visuelle.

Parfois, le sujet avoue seulement voir la lettre du milieu U, il n'ose dire qu'il lit le Q parce que cette lettre se trouvant à gauche, il craint de se tromper. Un pareil aveu est déjà une présomption de simulation.

Pour empêcher donc que l'œil sain puisse percevoir une lettre quelconque, il faut procéder de la façon suivante : couvrir la lettre U du milieu avec un papier blanc, abaisser, par exemple, le verre rouge devant le trou gauche et le verre vert devant le trou droit.

Un verre vert est glissé dans la lunette d'essai devant l'œil sain que nous voulons empêcher de lire, l'œil droit. La lettre Q qui peut être vue par l'œil droit seul se trouve éteinte, puisque son axe d'impression traverse un verre rouge et un verre vert.

Le sujet qui simule ne peut lire en face d'un tel dispositif qu'avec l'œil prétendu malade.

Il ignore d'abord comment l'expérience est préparée; d'autre part, il ne connaît pas l'action des verres de couleurs complémentaires superposés ; et il fait le raisonnement suivant :

Devant mon œil droit se trouve un verre de couleur verte, je lis une lettre I qui se trouve sur un fond vert en face de mon œil droit, c'est donc mon œil droit qui doit lire cette lettre, puisque devant mon œil gauche aucun verre de couleur n'est placé. Le simulateur tombe dans le piège et dit pouvoir lire la lettre I qui ne peut être vue seulement que par l'œil gauche.

Lorsqu'il s'agit, au contraire, de l'œil droit, il suffit de placer devant l'œil gauche un verre de la couleur complémentaire de celle du verre qui se trouve devant le trou droit de l'écran.

Imprimerie Oberthür, Rennes-Paris (1511-08).

www.ingramcontent.com/pod-product-compliance
Ingram Content Group UK Ltd.
Pitfield, Milton Keynes, MK11 3LW, UK
UKHW021210220726
13924UKWH00003B/1449

9 782019 237325